健康素养系列丛书

突发公共卫生事件防治常识

丛书主编　邹志江

丛书副主编　刘亦文　万德芝　王少臣

丛书编委　（按姓氏笔画顺序）

万　娟　万德芝　王少臣　卢小凡　付　恺

许乐为　刘亦文　邹志江　陈国安　吴寒冰

杨　冰　欧阳宗保　张　莉　徐雅金　龚小平

黄迅前　曾庆勇　熊　丽　戴岳华　瞿　园

本书主编　万德芝　张士伟

江西科学技术出版社

图书在版编目(CIP)数据

突发公共卫生事件防治常识/万德芝,张士伟主编.
——南昌:江西科学技术出版社,2015.12
ISBN 978-7-5390-5477-3

Ⅰ.①突… Ⅱ.①万… ②张… Ⅲ.①公共卫生-突发事件-处理-基本知识
Ⅳ.①R126.4

中国版本图书馆CIP数据核字(2015)第311865号

国际互联网(Internet)地址:http://www.jxkjcbs.com
选题序号:ZK2015291
图书代码:D15093-101

突发公共卫生事件防治常识

主编/万德芝 张士伟

责任编辑/范春龙
出版发行/江西科学技术出版社
社址/南昌市蓼洲街2号附1号
邮编/330009 电话/(0791)86623491 86639342(传真)
经销/各地新华书店
印刷/江西千叶彩印有限公司
版次/2016年3月第1版
2016年3月第1次印刷
开本/787mm×1092mm 1/16 10.5印张
字数/110千字
书号/ISBN 978-7-5390-5477-3
定价/28.00元
赣版权登字-03-2015-245

前　言

健康是促进人的全面发展的必然要求，是国家富强和人民幸福的重要标志。习近平总书记指出，没有全民健康，就没有全面小康。党的十八届五中全会从协调推进“四个全面”战略布局出发，提出“推进健康中国建设”的宏伟目标，江西省人大十二届五次会议通过的政府工作报告中提出的“推进健康江西建设”，充分体现了党和政府以人为本、执政为民的理念，凸显了党和政府对维护国民健康的高度重视与坚定决心。

随着国家经济的发展，人民生活水平的提高，如何提高国民的健康素养，有效增进国民的健康水平，是迫在眉睫的重大问题，而这个问题的改善需要社会各界有识之士共同努力。

在增进健康的努力中，人们往往过分依赖于医生、药物和医疗设施，却很少重视自身在增进健康中的主导作用，常常自叹工作忙而忽视自我保健，以致产生许多本来可以预防和避免的疾病；部分本来可以根治的疾病，也因此失去了治疗良机，导致健康水平的降低。在日常生活中，有些人被疾病折磨了几十年，仍对自己所患的疾病一无所知，或者知之甚少，把疾病康复的希望全部寄托在医生身上。实际上，医生并不是疾病预防和康复的主体，真正的主体是自己。就拿冠心病来讲：高胆固醇饮食、吸烟、肥胖、高血压和紧张情绪等均是引起和加剧冠心病的危险因素，而这些心理和行为因素都属于可以通过行为方式的改变而消除的危险因素。至于疾病的康复手段和方法，除了药物外，诸如运动、饮食等养生保健方法，更是医生所替代不了的。

依靠自己的主观努力，积极采取一切可以促进健康的自我保健方法，积极配合医生，同不健康、虚弱、疾病、衰老作斗争已越来越被人们所重视。另外，随着国家医疗体制改革进一步深化，医疗保险制度的普及和完善，人们迫切需要一套能比较系统、全面指导预防、医疗、保健、康复的医学科普书籍。为此，我们组织医学专家撰写了这套《健康素养系列丛书》，力求以通俗易懂的文字，把人们日常生活中最常见而又容易忽视的健康知识奉献给关心和爱护健康的人们。

《健康素养系列丛书》为人们防治常见病、慢性病提供了行之有效的自我保健方法，对提高生活质量作了精辟论述，是一套有别于医学专业书籍的新颖的科普知识系列读本。本丛书面向基层，面向群众，通过阅读，使读者能在自己的努力下，进行自我强身，以增强体质，减少疾病；一旦患病，以利尽早发现，及时治疗，早日康复，将疾病带来的损害降至最低限度；讲究实用，力求做到易读、易懂、易操作。一书在手，犹如请了一位家庭医学顾问。

限于水平与时间，本套丛书不足之处在所难免，望广大读者批评、指正。

目录
CONTENTS

第一章　地震

1　什么是地震　/ 002

2　防震应做什么准备　/ 004

3　遇到地震次生灾害怎么办　/ 006

4　如果被埋压怎么办　/ 007

5　发生地震时如何避险　/ 009

6　震后如何救人　/ 011

7　地震灾害救助中需注意什么　/ 013

8　地震灾后生活应注意什么　/ 016

第二章　火灾

1　什么是火灾　/ 021

2　如何正确从火场逃生　/ 022

3　日常疏散逃生常识知多少　/ 026

4　哪些常见火源容易造成火灾　/ 029

5　哪些行为容易造成火灾　/ 031

6　家庭如何预防火灾的发生　/ 032

7　“火场杀手”有哪些　/ 034

8 火场危险前兆有哪些 / 035
9 农村留守人员防火须知 / 037
10 发生火灾如何逃生 / 038

第三章　洪灾

1 什么是洪灾 / 046
2 洪水来临前应做什么准备 / 047
3 洪水到来时如何自救 / 049
4 洪灾后生活应注意什么 / 051

第四章　泥石流

1 什么是泥石流 / 056
2 泥石流有什么危害 / 057
3 泥石流是怎么诱发的 / 058
4 泥石流如何预防 / 061
5 泥石流来临前环境会出现什么变化 / 063
6 遭遇泥石流时如何应对 / 064

第五章　溺水

1 什么是溺水 / 066
2 发生溺水如何自救 / 067
3 如何救助溺水者 / 069

4 溺水者救上岸后如何救助 / 070
5 溺水者如何实施心肺复苏术 / 071

第六章 中暑

1 什么是中暑 / 075
2 中暑有哪些类型 / 076
3 中暑发生的原因是什么 / 078
4 如何防止中暑 / 079
5 中暑如何处理 / 081
6 中暑者治疗后应注意什么 / 083

第七章 食物中毒

1 什么是食物中毒 / 086
2 如何预防食物中毒 / 087
3 食物中毒有哪些类型 / 088
4 食物中毒如何家庭急救 / 090
5 食物中毒如何治疗 / 092

第八章 煤气中毒

1 什么是煤气中毒 / 094
2 如何预防煤气中毒 / 096
3 煤气中毒如何家庭急救 / 098

4　煤气中毒应做哪些检查　/ 099
5　煤气中毒如何救治　/ 101

第九章　农药中毒

1　什么是农药中毒　/ 104
2　农药中毒的原因有哪些　/ 105
3　如何预防农药中毒　/ 106
4　农药中毒有何症状　/ 108
5　农药中毒如何治疗　/ 110

第十章　酒精中毒

1　什么是酒精中毒　/ 114
2　酒精中毒发生的原因是什么　/ 115
3　酒精中毒有何临床表现　/ 117
4　酒精中毒如何治疗　/ 118
5　酒后危险行为及易发疾病有哪些　/ 120
6　如何降低酒精中毒的不良影响　/ 122

第十一章　毒蛇咬伤

1　什么是毒蛇咬伤　/ 125
2　如何区分毒蛇　/ 126
3　常见毒蛇有哪些类型　/ 127

4 毒蛇咬伤后如何紧急处理 / 131
5 毒蛇咬伤后怎么进行专业治疗 / 133
6 毒蛇咬伤后需注意什么 / 135

第十二章 烧伤

1 什么是烧伤 / 138
2 造成烧伤的原因有哪些 / 139
3 烧伤有哪些类型 / 141
4 烧伤的急救原则是什么 / 143
5 烧伤后如何处理 / 145
6 烧伤患者如何进行饮食调养 / 148

第十三章 触电

1 什么是触电 / 150
2 造成触电的原因有哪些 / 151
3 如何预防触电 / 153
4 触电有什么临床表现 / 155
5 触电后如何治疗 / 157

第一章

地 震

1 什么是地震

地震又称地动、地振动，是地壳快速释放能量过程中造成振动，期间会产生地震波的一种自然现象。地球上板块与板块之间相互挤压碰撞，造成板块边沿及板块内部产生错动和破裂，是引起地震的主要原因。

地震开始发生的地点称为震源，震源正上方的地面称为震中。破坏性地震的地面振动最剧烈处称为极震区，极震区往往就是震中所在的地区。地震常常造成严重人员伤亡，能引起火灾、水灾、有毒气体泄漏、细菌及放射性物质扩散，还可能造成海啸、滑坡、崩塌、地裂缝等次生灾害。

据统计，地球上每年发生500多万次地震，即每天要发生上万次的地震。其中绝大多数较轻微，以至于人们感觉不到；真正能对人类造成严重危害的地震有一二十次；能造成特别严重灾害的地震有一两次。人们感觉不到的地震，必须用地震仪才能记录下来。不同类型的地震仪能记录不同强度、不同远近的地震。世界上运转着数以千计的各种地震仪器，日夜监测着地震的动向。

人为的原因也能引起地表振动，如开山放炮、地下核爆破等。但我们更关心的是容易造成灾害的、由自然界的原因引起的地震，即天然地震。

天然地震主要有三种类型：构造地震、火山地震、陷落地震。

①构造地震：是指由于地下深处岩层错动、破裂所造成的地震。这类地震发生的次数最多，占全球地震数的90%以上，破坏力也最大。

②火山地震：是指由于火山作用，如岩浆活动、气体爆炸等引起的地震。火山地震一般影响范围较小，发生的次数也较少，约占全球地震数的7%。

③陷落地震：是指由于地层陷落引起的地震。例如，当地下溶洞或矿山采空区支撑不住顶部的压力时，就会塌陷引起振动，造成地震。这类地震发生的次数更少，不到全球地震数的3%，导致的破坏也较小。

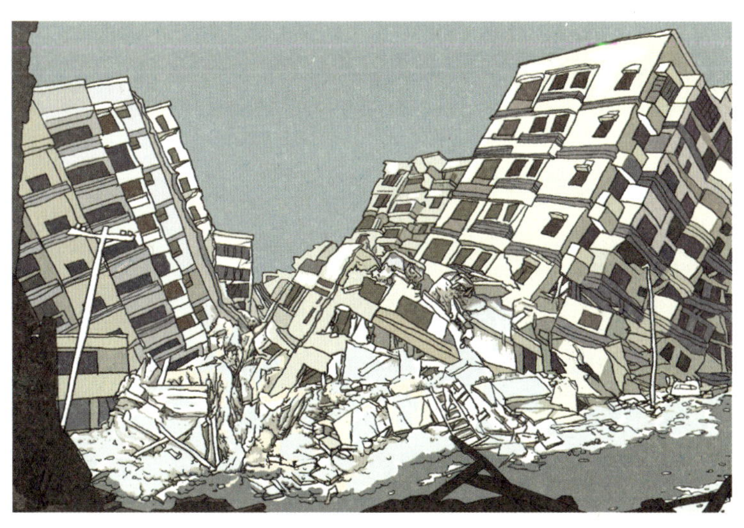

2 防震应做什么准备

（1）住房安全

①平房：有些平房年久失修，墙体已经出现裂痕、倾斜等情况，甚至有的平房为了不致倒塌，用支撑物支撑墙体。这是非常不安全的，若发生地震，可以想象房内人员将多么危险。即便不考虑地震因素，安全隐患较高的平房亦应该及时整修，以确保自己和他人的生命安全。

②楼房：购买楼房时，一定要购买严格按照国家标准，尤其是防震等级施工的楼房，如发现有明显不达标的情况，一定要及时向有关部门反映或做好证据采集，进行举报。日常居住时，一定确保楼内通道，尤其是紧急通道畅通、不关闭，因为一旦发生危险，那将是楼内人们的生命安全通道。如有违规占用，可向物业反映。

（2）做好室内的防震准备

①家具物品摆放要安全：防止掉落或倾倒伤人、损物，堵塞通道；有利于形成三角空间，便于震时藏身避险；保持对外通道的畅通，便于震时从室内撤离。

②卧室的防震措施最重要：地震有时可能发生在夜间，人在睡觉时对地震的警觉力最差，并且从卧室撤往

室外的路线可能较长，因此，按防震要求布置好卧室至关重要。例如，床要安放在室内坚固的内墙边，避开外墙、窗口、房梁；防止室内重物落到床上；床要牢固，必要时加个抗震架。

③仔细放置好家中的危险品：家中的危险品包括煤油、汽油、酒精、油漆等易燃物；煤气罐、氧气瓶等易爆品；硫酸、盐酸等易腐蚀的化学物品；杀虫剂等有毒物品。

④把用不着的上述危险品尽早清理掉；必须留下的要存放好，防撞击，防破碎；防翻倒，防泄漏；防燃烧，防爆炸。

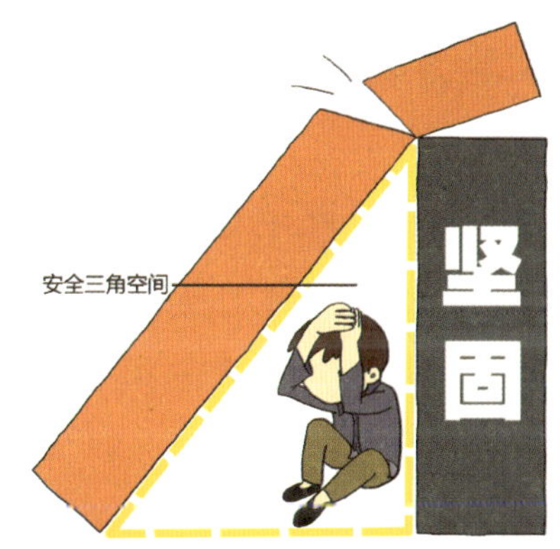

（3）准备防震物品

准备一个家庭防震包，要结实，不易剐破，以便安全使用，放在家里便于取放处。

防震包里应当装有饮用水、食品、衣物、药品、手电筒、火柴、蜡烛、收音机、干电池等。

（4）进行家庭防震演练

地震往往突如其来，震时应急，好多事都要在极短的时间内或困难的环境下做完，如紧急避险、撤离、疏散、联络等。所以，必要的家庭防震演练很重要。

3 遇到地震次生灾害怎么办

（1）在室内遇到地震次生灾害怎么办

①火灾：趴在地上，用湿毛巾捂住口、鼻；地震停止后向安全地方转移，必要时要匍匐前行；设法隔断火源。

②有毒气体：用湿毛巾捂住口、鼻；千万不要使用明火；不要慌乱拥挤；待地震停止后再设法转移。

（2）在野外遇到地震次生灾害怎么办

①水灾：如果遇到涨水，要向高处跑；迅速离开桥面。

②毒气泄漏：遇到化工厂等着火，并有毒气泄漏时，不要朝顺风的方向跑，要尽量绕到上风方向去；用湿毛巾捂住口、鼻。

③山崩、滑坡、泥石流等：遇到山崩、滑坡，要向垂直于滚石前进的方向跑，切不可顺着滚石方向往山下跑；也可躲在结实的障碍物下，或蹲在沟坎下，要特别注意保护好头部。

4 如果被埋压怎么办

（1）保护自己不受新的伤害

大地震过后，余震还会不断发生，被埋压者所处的环境可能进一步恶化，加上等待救援需要一定时间，因此，被埋压者要尽可能改善自己的处境，稳定情绪，设法脱险。

①先设法把双手从埋压物中抽出来。

②设法保持呼吸畅通：尽量挪开脸前、胸前的杂物；清除口、鼻附近的尘土；闻到煤气、有毒异味或灰尘太大时，设法用湿衣物捂住口、鼻。

③改善环境，消除危险因素：设法避开身体上方不结实的倒塌物、悬挂物或其他危险物；搬开身边可搬动的碎砖瓦等杂物，扩大活动空间，搬不动时千万不要勉强，防止周围杂物进一步倒塌；设法用砖石、木棍等支撑残垣断壁，以防余震时造成新的伤害；不要随便动用室内设施，包括电源、水源等，也不要使用明火。

（2）设法脱离险境

①设法与外界联系：仔细听听周围有没有其他人；听到人声时用石块敲击铁管、墙壁，以发出呼救信号。

②试着寻找通道：观察四周有没有通道或光亮；分析自己所处的位置，判断从哪个方向有可能脱险；试着排除障碍，开辟通道；若开辟通道费时过长、费力过大或不安全时，应立即停止，以保存体力。

（3）保护自己，等待救援

如果暂时不能脱险，要耐心保护自己，等待救援。

①保存体力：不要大声哭喊，尽量闭目休息；不要勉强行动，待外面有人营救时，再按营救人员的要求行动。

②维持生命：寻找身边的食物和水；节约使用食物和水；无饮用水时，可用尿液解渴。

③处理伤口：想办法包扎、止血，防止伤口感染，尽量少活动。

（4）得到援救

①得到援救，脱离险境时，按医生要求保护眼睛，长时间处在黑暗中的眼睛不能受强光刺激。

②饮水、进食要遵医嘱，以免肠胃受到伤害。

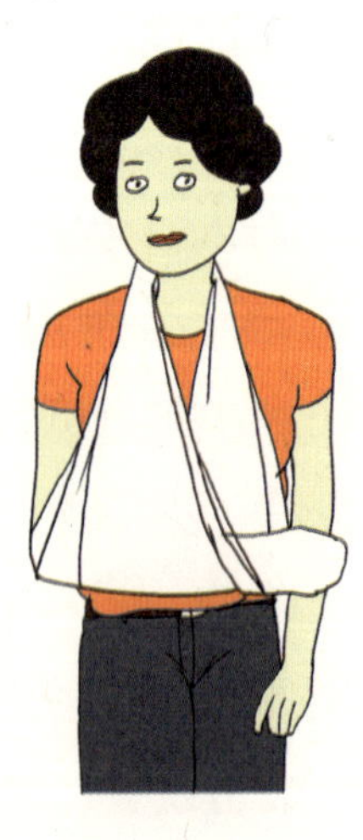

5 发生地震时如何避险

（1）应对地震的策略

①第一时间关闭明火、电源。

地震到来的时候，如果厨房里正在烧水或者做饭，千万要记住必须在第一时间关掉火、掐断电源。

地震时发生剧烈摇晃，如果家里有明火存在，或有开着的电源，很容易发生火灾。关闭火源和掐断电源是把地震损失降低的重要措施。

②寻找合适的躲避位置。

比较安全的空间有承重墙的墙根、墙角，卫生间等小房间。暖气管道旁是理想的躲避场所，一来暖气管道的承载力较大，二来管道内的水能延长人的存活期。

③保护好头部。

人蹲下，脸朝下，额头枕在两臂上，这样的姿势可以在地震时保护好头部。当然，如果有条件，还应该拿软靠垫护住头部，尽可能用湿毛巾捂住口鼻，阻断灰尘和毒气。

④努力呼救。

若地震时不幸被压在了废墟里，身边如果有水管或

暖气管，可以用力敲击管道，声音就能够传出去，这样的求救信号在危急的时刻至关重要。地震时自己呼救的声音很难被外界听到，但管道的声音较容易被外界发觉。

（2）应对地震的误区

误区一：发生地震马上往户外逃。

地震到来的时候，可能很多人首先想到的就是赶快逃到空旷的地方去。可是有研究表明，在地震发生的短暂的时间里，人在出入或离开建筑物时，被砸伤甚至砸死的概率最大。

在以楼房为主的都市里，地震时逃往户外存在更大危险。因为屋顶的砖瓦、广告牌、玻璃墙等都有倒塌的危险。另外，住在高层的人如果都同时往户外逃，容易发生混乱，造成不必要的麻烦。

误区二：躲入大衣柜或其他大型家具里。

很多人可能觉得，一些大块头的家具能给人安全感，地震的时候它们可以成为庇护所，但真要到了地震的时候，可千万要离它们远一点。

地震时千万不能躲到大衣柜或者其他大型家具里。大衣柜虽然结实，但是重心太高，容易倾斜；而且人一旦躲到柜子里就会视野受阻，四肢受到束缚，不仅会错过逃生时机，还不利于营救。

误区三：趴在地上或躺着以节省体力，等待救援。

地震发生时躺卧或趴着的姿势都是很危险的，因为这时身体的平面面积加大了，被物体击中的概率比站着时要大五倍，而且躺卧也不利于身体灵活行动，所以地震时保持正确的姿势至关重要。

6 震后如何救人

震后环境、条件十分复杂，救人要因地制宜地采取相应的办法。这里仅给出一般的程序、步骤和方法，以及应注意的事项。

（1）定位

寻找被埋压人员，并判定其位置。

①先仔细倾听有无呼救信号，也可用喊话、敲击等方法寻找埋压物中的待救者。

②如果听不到声音，可请其家属或邻居提供情况。

③根据现场情况分析被埋压人员可能的位置。

（2）扒挖

①使用工具扒挖埋压物时，一定要注意安全，当接近被埋压人时，不可用利器刨挖。

②扒挖时要特别注意分清哪些是支撑物，哪些是一般的埋压物，不可破坏原有的支撑条件，以免对人员造成新的伤害。

③扒挖过程中应尽早使封闭空间与外界沟通，以便新鲜空气进入。

④扒挖过程中灰尘太大时，可喷水降尘，以免被救

者和救人者窒息。

⑤扒挖过程中可先将水、食品或药物等递给被埋压者使用，以增强其生命力。

（3）施救

①先将被埋压者头部暴露出来，清除其口、鼻内的尘土，再使其胸腹部和身体其他部分露出。

②对于不能自行出来者，应使其尽量充分暴露全身，再抬救出来，不可强拉硬拽。

（4）救出

对于在黑暗、窒息、饥渴状态下埋压过久的人，救出后应给予必要的护理。

①蒙上眼睛，使其避免受强光的刺激。

②不可使其突然进食、进水过多。

③要避免被救者情绪过于激动。

④对于受伤者，要就地做相应的应急处理。

（5）运送

①对救出的重伤员，应送往医疗点救治。

②对骨折、危重伤员，运送中应有相应的护理措施，如腰椎受伤者，应让其躺在硬板上抬送。

特别提醒：救人时一定要特别注意安全，千万不要给伤者造成新的伤害。

7 地震灾害救助中需注意什么

（1）救援注意事项

挖掘被埋压人员应保护支撑物，以防其倒塌伤人。

使伤者先暴露头部，清除其口、鼻内异物，保持呼吸畅通，如有窒息，立即进行人工呼吸。

视情况及时输送饮水或流质食物，被埋压时间长的，救出后要节制饮食，切不可猛吃猛喝。

被压者不能自行爬出时，不可生拉硬扯，以免造成进一步受伤；脊椎损伤者，应用门板或硬担架搬运。

久处黑暗中的被埋压人员，见亮光之前要用布条、毛巾作为眼罩，以防伤害视力，造成失明。

（2）自救注意事项

大震后要注意，余震还有可能不断发生，要保持镇定，设法脱险。

搬开身边可移动的碎砖瓦等杂物，扩大活动空间，设法用砖石、木棍等支撑残垣断壁，以防余震时再被埋压。

不要随便动用室内设施，包括电源、水源等，也不要使用明火。

闻到煤气、有毒异味或灰尘太大时，设法用湿衣物捂住口、鼻。

不要连续叫喊，保持体力，听到外面有动静再用硬物敲击水管等金属，间断发声，静待救援。

（3）伤员救护

出血是任何创伤均可发生的并发症，是威胁伤员生命的重要原因，应采取有效的方法止血。

对骨折、关节严重损伤、肢体挤压伤和大面积软组织损伤等伤员，应采取固定技术，临时减轻伤员痛苦，减少并发症，有利于伤员的护送。固定技术分外固定和内固定两种，急救多受条件限制，只能做外固定。目前最常用的外固定有小夹板固定、石膏绷带固定、外展架固定等。

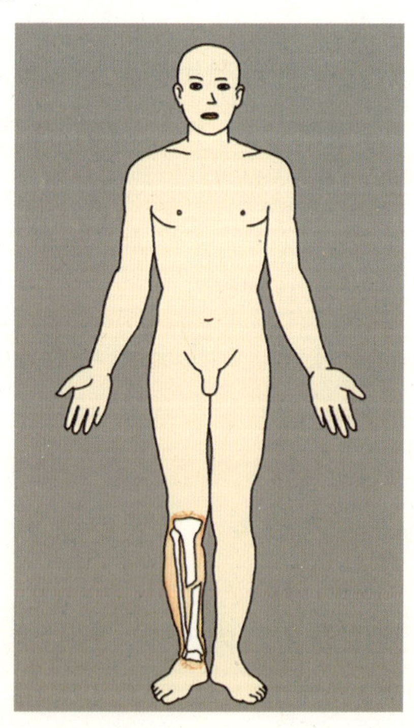

急救固定器材可就地取材，如各种2~3厘米厚的木板、竹竿、竹片、树枝、木棍、硬纸板，以及伤者健（下）肢等，都可作为固定代用品。

正确搬运伤员是防止二次伤害的关键。尽量采用担架、木板等，不要拉拖、手抬。

（4）搬运伤员注意事项

伤员必须先急救，妥善处理后才能搬动。

在人员、器材未准备完好时，切忌随意搬动伤员。

搬动时尽可能不摇动伤员的身体。若遇脊椎受伤者，应将其身体固定在担架上，用硬板担架搬送。切忌一人抱胸，一人搬腿的双人搬抬法，因为这样搬动易加重脊髓损伤。

运送伤员时，随时观察其呼吸、体温、出血、面色变化等情况，注意伤员伤势、身上衣物完备情况，给予保暖。

8 地震灾后生活应注意什么

（1）怎样搭建防震棚

①搭建防震棚的场地要开阔，在农村要避开危崖、陡坎、河滩等地；在城市要避开危楼、烟囱、水塔、高压线等处。

②选址要安全，把防震棚搭在空旷、干燥、地势较高的地方，不要搭在高压线下、危楼旁。

③防震棚不要建在阻碍交通的道口，以确保道路畅通。

④防震棚顶部不要压砖头、石头或其他重物，以免掉落砸伤人。

（2）怎样保护自身安全

①要注意管好照明灯火、炉火和电源，留好防火通道，以防火灾和煤气中毒。

②在地上睡觉要注意防潮，以免着凉，引发其他疾病，导致大规模的传染。

③不随便回到危房中去，即使危房中留有重要的财物，因为余震随时可能发生，性命比一切财物都重要。

④尽可能远离地震废墟，因为那里可能有很多碎玻

璃、钉子等，容易使人受伤。

⑤不要在地震灾区四处游荡，因为震后环境恶劣，爆炸、毒气泄漏、水灾、火灾等随时都有可能发生，山区还有引发泥石流等次生灾害的可能。

⑥注意个人和环境卫生，注意饮食安全。

（3）如何注意饮食安全

①尽可能选择新鲜的食品，不食用腐烂、变质或霉变的食品，不食用病死及死因不明的畜、禽肉；注意查看包装食品的保质期，防止食用过期食品；不采摘当地没有食用习惯的野菜及野生蘑菇，防止误食中毒。

②使用清洁、安全的水源，不喝生水，尽量饮用开水或瓶装水。

③在简易条件下，饭菜应现做现吃，尽量不存放熟食品；烹调以煮、蒸等彻底加热的方法为主，尽可能不加工和食用冷荤类食品；水果、蔬菜一定要清洗干净后食用。

④食品容器用后要洗净消毒，尽可能保持餐饮具、饮食环境的清洁。

⑤生食和熟食要分开放置，防止交叉污染。

⑥讲究个人卫生，饭前便后要洗手。

⑦婴幼儿、孕妇和老人等特殊人群容易出现营养不良，造成人群免疫力降低，需要特别关注。

（4）震后易发疾病及其防治方法

①肠道传染病。由于灾区饮食（包括饮水）卫生无法得到保证，肠道传染病历来是大灾过后的最常见传染病，如感染性腹泻、伤寒、霍乱、食物中毒、甲型肝炎等。

应注意做好以下预防措施：保证水源卫生，取水点周围 50 米内禁止大小便和乱丢垃圾；管好粪便，大小便应定点用漂白粉消毒处理，临时搭建厕所应征求防疫人员的同意并接受其指导；不喝生水和不明来历的水，不吃腐烂变质的食品；灾区自然环境适合苍蝇的生长繁殖，而苍蝇是传播肠道传染病的元凶，必须坚决杀灭；饭前便后一定要彻底洗手，最好用流动水洗手，时间至少在半分钟以上，尤其注意对手背、指甲缝、手指指间等有皱褶部位的清洗，那是最容易藏污纳垢的地方，有条件者搽以肥皂或洗手液。

②蚊虫传播的传染病。若灾区正值夏季，天气潮湿、污水较多，则正是蚊虫滋生的理想场所。蚊虫能传播许多严重的传染病，如让人寒战高热的疟疾、致人昏迷痴呆的流行性乙型脑炎、使人一瘸一拐的登革热等。

应做好以下预防措施：注意引流居住地附近的污水，喷洒药剂，消灭躲藏在倒塌建筑物下面、瓦罐、树洞等隐蔽部位的蚊虫；睡觉时最好用蚊帐，周围喷洒驱蚊药剂；饮用水加盖，勤换水；野外救援时尽量穿吸汗的长袖服装，裤腿要包扎严实，必要时戴防蚊面罩；有条件者在夏季来临之前注射乙脑疫苗；随身携带风油精备用，睡觉时在身体暴露部位喷洒。

③呼吸道传染病。灾区气候变化快，早晚温差大，灾民和救援人员身心疲惫，抵抗力下降，很容易发生感冒、麻疹、风疹、流行性脑脊髓膜炎等呼吸道传染病，而呼吸道传染病一旦在人群聚集地、灾民区、救援人员驻地流行，后果严重。

应做好以下预防措施：注意防寒保暖，尤其夜间露宿，防受凉、淋雨；人多的地方戴口罩；室内空气流通、清洁；消除过分紧张情绪，保持充足睡眠；摄入足够营养，饮食结构合理平衡；有慢性支气管炎、肺气肿、糖尿病、尿毒症等易发肺炎者和老人，可注射肺炎链球菌疫苗1次；预测有麻疹、风疹疫情时，注射麻疹减毒活疫苗和风疹疫苗；一旦出现发热、咽痛、咳嗽等症状，要多休息和饮大量热水，服解热止咳化痰药，必要时用抗生素；干活流汗时不要立即脱、减衣服，可先解开几粒纽扣，等汗退去后再逐渐脱衣；轮番作业，劳逸结合，避免长时间透支体力；多饮开水，出汗较多时饮用加有少量糖和盐的开水，不要长时间喝纯净水。

④老鼠等动物传播的传染病。地震后，灾区的老鼠等动物也处在极度恐慌之中，已经死亡和从洞中跑出来并混进人群的老鼠明显增多。老鼠能传播不少疾病，如鼠疫、出血热、钩端螺旋体病等。

应做好以下预防措施：防鼠、灭鼠，圈养动物；动物粪尿消毒后集中处理；临时居所建在地势较高、干燥、向阳地带，四周挖防鼠沟，保持一定坡度；床铺距离地面0.6米以上，尽量不睡地铺；接触粪便、污物最好戴手套和口罩；食品要放置在安全地点，避免老鼠触及。

⑤其他需要警惕的传染病。灾区难民点和救援驻地卫生条件差，有可能发生急性出血性结膜炎（红眼病）。该病主要通过公用毛巾、手帕、浴巾、脸盆等传播，传染性极强，传播迅速。

应做好以下预防措施：勤洗手、不揉眼；严消毒、防播散。

第二章

火 灾

1 什么是火灾

火灾是指在时间或空间上失去控制的燃烧所造成的灾害。在各种灾害中，火灾是最常见、最普遍地威胁公众安全和社会发展的主要灾害之一。

火灾根据可燃物的类型和燃烧特性，分为以下六大类：

A 类火灾：指固体物质火灾。这种固体物质通常具有有机物性质，一般在燃烧时能产生灼热的余烬。如木材、干草、煤炭、棉、毛、麻、纸张等燃烧的火灾。

B 类火灾：指液体或可熔化的固体物质火灾。如煤油、柴油、原油、甲醇、乙醇、沥青、石蜡、塑料等燃烧的火灾。

C 类火灾：指气体火灾。如煤气、天然气、甲烷、乙烷、丙烷、氢气等燃烧的火灾。

D 类火灾：指金属火灾。如钾、钠、镁、铝镁合金等燃烧的火灾。

E 类火灾：指带电火灾。物体带电燃烧的火灾。

F 类火灾：指烹饪器具内的烹饪物（如动植物油脂）火灾。

2 如何正确从火场逃生

近年来，我国许多城市的街道、社区为了提高居民的消防安全素质，每年都组织高层、多层民宅楼房的居民进行疏散逃生演练，这是一件大好事。但是，绝大多数的演练只是让居民用湿毛巾捂住口鼻往楼下疏散逃生，跑出大门就结束了。这种演练是不完整的。很多人在面对火灾时，情急之下会选择错误的逃生方式，使本有可能生还的情况恶化，耽误了救命的时机。

常见误区一：冒险跳楼逃生。

发生火灾后，当选择的逃生路线被大火封死，火势愈来愈大、烟雾愈来愈浓时，人们就很容易失去理智。此时，切记不要跳楼、跳窗，而应另谋生路，万万不可盲目采取冒险行为。

常见误区二：从高处往低处逃生。

特别是高层建筑一旦失火，人们总是习惯性地认为，只有尽快逃到一层，跑出室外，才有生的希望。殊不知，盲目朝楼下逃生，可能自投火海。因此，在发生火灾时，在房屋不会坍塌的情况下，有条件的可登上房顶或在房间内采取有效的防烟、防火措施后等待救援。

常见误区三：向光亮处逃生。

在突遇火灾时，人们总是习惯向着有光、明亮的方向逃生。而这时的火场中，光亮之地正是火魔肆无忌惮地逞威之处。

常见误区四：盲目跟着别人逃生。

当人突然面临火灾威胁时，极易因惊慌失措而失去正常的判断思维能力，第一反应就是盲目跟着别人逃生。常见的盲目追随行为有跳窗，跳楼，逃（躲）进厕所、浴室、门角等。克服盲目追随的方法是平时要多了解与掌握一定的消防自救与逃生知识，避免事到临头没有主见。

常见误区五：从进来的原路逃生。

这是许多人在火灾中逃生会发生的行为。因为大多数建筑物内部的道路出口一般不为人们所熟悉，一旦发生火灾时，人们总是习惯沿着进来的出入口和楼道逃生，当发现此路被封死时，已错过最佳逃生时间。因此，当进入一栋新的大楼或宾馆等场所时，一定要对周围的环境和出入口进行必要的了解与熟悉，以防万一。

常见误区六：乘坐电梯逃生。

当一场火灾猝不及防到来时，人们总是想要以最快的方式逃离火场。住在高层建筑的很多人，就会自然而然地想到搭乘电梯逃生。然而你可知道，踏入电梯的时候，走上的可能会是一条不归路。火灾时禁止使用电梯或不应将电梯作为安全疏散设施不仅是国际惯例，而且中国相关的法规、标准、规范、制度等也都作了类似的规定。

那么，正确的从火场逃生的方式是什么呢?

当多层建筑民宅的门厅、楼道等公共空间发生火灾时，敞开的楼梯间和楼道就从疏散逃生通道变成火灾烟气的通道，高层建筑的

民宅如果楼道的常闭防火门不保持关闭，情况同样如此。火灾烟气在竖直方向上的流动速度极快，达每秒 3 ~ 4 米。如果这种火灾在夜里发生，那么居民发现火灾时，可能楼道、楼梯间已被高温、高毒性的浓烟封锁，这时居民如果想强行穿过烟气逃生，就非常危险。湿毛巾的防护作用有限，过滤不了火灾烟气中通常都有的一氧化碳，在一氧化碳浓度达到 1.3% 时，人呼吸几次就会失去知觉。此外，火灾烟气中的其他剧毒气体、高温、缺氧等因素，都会对逃生者的生命构成威胁。

近年来，我国发生了多起因电动车在门厅、楼道通宵充电而造成的火灾，导致多名逃生者丧命。另外，还发生多起由于民宅楼房公共空间的电缆井、电表箱起火，导致逃生者丧生的火灾。因此，在楼道被浓烟封锁的情况下，居民在家里固守待援要比从楼道、楼梯逃生安全。

在组织民宅楼房居民疏散逃生演练时，我们必须同时对居民开展以下有关疏散逃生安全知识的教育：

（1）正确地选择逃生或固守待援

居民夜里醒来发现自己的住宅楼发生火灾，通过门把手是否发热、门背是否发热或开一条门缝看楼道有无烟气等方法判断楼道是否被烟气封锁。如果楼道被烟气封锁，那么关上门，用毛巾堵住门缝，在家固守待援比较安全，否则可以逃生。

（2）减少火灾隐患

不要在门厅、楼道停放电动车和给电动车充电，这样做会危及家人和其他居民的生命安全。

（3）高层住宅楼的居民要保持常闭防火门关闭

组织民宅楼疏散逃生的街道办事处、社区居委会等组织还要利用组织疏散逃生的时机，开展民宅楼公共空间防火安全检查，检查门厅、楼道有无停放电动车，堆放杂物，通往楼顶平台的门是否锁了，高层住宅楼的常闭防火门是否保持关闭。如果更专业些，还应该检查电缆井是否进行分层封堵等情况。

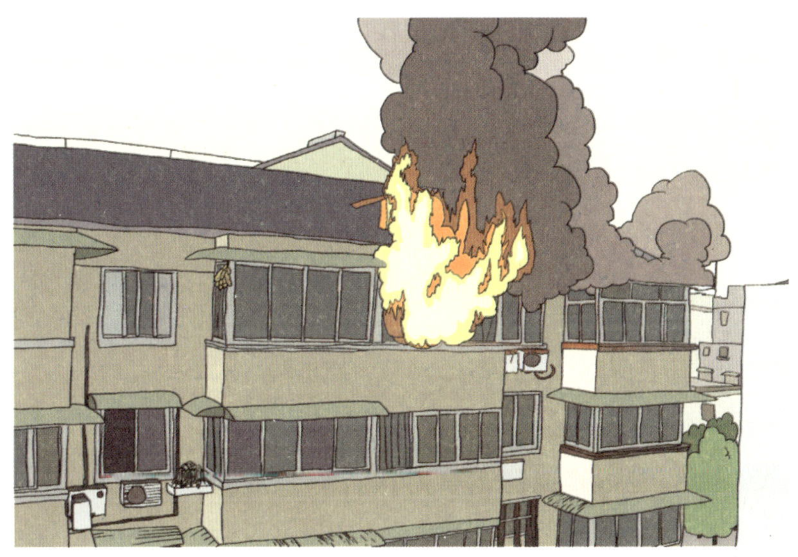

3 日常疏散逃生常识知多少

（1）发生火灾后，可采取怎样的逃生方法

选择最近的逃生门，用湿毛巾捂住口鼻匍匐前进。在烟雾过大时选择暂避在阳台中，拴上安全绳或床单逃生。上述情况不具备时，不能盲目跳楼，应通过打电话、呼喊、敲打、摇晃手电筒、挥衣物等方式积极向外发出求救信号，等待救援。

（2）被火包围后，应采取什么态度

楼房发生火灾时，住在楼上的人们生命安全常常受到严重的威胁，尤其是火灾发生在底层、疏散有困难时更是如此。当大火封路，人们实在无法脱离险境时，只要保持沉着冷静，采取正确措施，并充满信心地与之搏斗，总是会有生路的。

（3）如何寻找避难处所

在无路可逃的情况下应积极寻找避难处所。如到室外阳台、楼房平顶等待救援；选择火势、烟雾难以蔓延的房间，关好门、窗，堵塞间隙；房间如有水源，要立即将门、窗和各种可燃物浇湿，以阻止或减缓火势和烟雾的蔓延时间。

（4）发生火灾时，为什么不能轻易重返室内

这样做很可能会遇到新的危险，尤其是在火灾的发展阶段，当重返建筑物时，也许正遇上可燃物发生“轰燃”现象，即大火充满整个房间，而这时再次逃生的希望很小。

（5）如果不幸在火灾逃生中摔伤了腿，跑不了怎么办

身处险境，切勿绝望，要主动与外界联系，以便及早获救。如房内有电话、对讲机、手机，要及时报警。如没有这些通讯设备，白天可以挥动色彩鲜艳的旗子或衣物、向外投掷物品，夜间可摇晃手电筒等向外报警求援。在被烟气窒息失去自救能力时，应努力躲到墙边或门边，便于消防人员寻找、营救。

（6）可以选择卫生间避难吗

如果房间内起火，且门已被火封锁，实在无路可逃时，可利用卫生间进行避难。因为卫生间湿度大，温度低，可用水泼在门上、地上进行降温。

（7）太火扑来，若迫不得已要跳楼怎么办

跳楼是迫不得已的情况下采取的应急措施。跳楼时应先往地面上扔些被子、床垫等物，然后穿上棉衣裤，以起到缓冲作用。另外，跳的方法也要注意，先用手拉住窗台底部，身体下垂，自然落下，这样做常常是双脚着地，要安全得多。

（8）如何利用疏散通道逃生

每个建筑单位都按规定设有室内楼梯、室外楼梯，有的还设有自动扶梯、消防电梯等。发生火灾后，尤其是在初起阶段，这都是逃生的良好通道。在下楼梯时应抓住扶手，以免被人群撞倒。不要乘坐普通电梯逃生，因为发生火灾时，停电也时有发生，无法保证电梯正常运行。

（9）发生火灾时为什么不能乘一般电梯疏散

火场上不能轻易乘坐普通电梯疏散的原因：一是发生火灾后，往往容易因断电而造成电梯“卡壳”，给救援工作带来难度，影响及时疏散。二是电梯直通楼房各层，火场上烟气涌入电梯通道极易造成“烟囱效应”，人在电梯里随时会被浓烟、毒气熏呛而窒息死亡。

4 哪些常见火源容易造成火灾

火源是火灾的发源地，也是引起燃烧和爆炸的直接原因。所以，防止火灾应控制好九种火源，具体是：

①人们日常点燃的各种明火，就是最常见的一种火源，在使用时必须控制好。

②各行各业使用的电气设备，由于超负荷运行、短路、接触不良，以及自然界中的雷击、静电火花等，都能使可燃气体、可燃物质燃烧，在使用中必须做到安全和防护。

③靠近火炉或烟道的干柴、木材、木器，紧聚在高温蒸汽管道上的可燃粉尘、纤维，大功率灯泡旁的纸张、衣物等，烘烤时间过长，都会引起燃烧。

④在熬炼和烘烤过程中，由于温度掌握不好，或自动控制失灵，都会着火，甚至引起火灾。

⑤企业的热处理工件，堆放在有油渍的地面上或易燃品旁（如木材），易引起火灾，应堆放在安全地方。

⑥在既无明火又无热源的条件下，褐煤、湿稻草、麦草、棉花、油菜子、豆饼和沾有动植物油的棉纱、手套、衣服、木屑、金属屑、抛光尘以及擦拭过设备的油

布等，堆积在一起时间过长，本身也会发热，在条件具备时，可能引起自燃，应勤加处理。

⑦不同性质的物质相遇，有时也会引起自燃。如油与纯氧接触就会发生强烈化学作用，引起燃烧。

⑧摩擦与撞击。如铁器与水泥地撞击，会引起火花，遇易燃物即可引起火灾。

⑨绝缘压缩、化学热反应，可引起升温，使可燃物被加热至着火点。

5 哪些行为容易造成火灾

①酒后卧床吸烟或坐在沙发上吸烟。可能在香烟未燃尽时人已睡着，烟头引燃沙发和床上用品导致火灾。

②使用完液化气不关总阀门。如果气灶点火开关有故障不能完全切断气源，或是由于连接气瓶与气灶的橡胶管长期受压发生爆裂，会导致液化气泄漏，引发火灾。

③液化气灶使用时无人看管。会因锅内食物沸腾溢出浇灭火焰，导致液化气泄漏，引发火灾。

④蜡烛放在木制的桌子上。当蜡烛燃尽或是被碰倒后，会引燃桌子或桌上的可燃物。

⑤蚊香放在床边。会因床上用品掉到蚊香上引发火灾。

⑥用打火机或蜡烛照明在杂物间寻找东西。如果不小心会引燃可燃物。

⑦用遥控器关家用电器而不拔掉插头。电器的部分部件在长期通电状况下会因发热引发火灾，或是因雷击引发电器火灾。

⑧将球形金鱼缸放在阳光下。这就如同在阳光下放置一个凸透镜，会引起焦点处可燃物燃烧。

6 家庭如何预防火灾的发生

①检查家中的电器线路是否有破损，线芯是否裸露，以及家中电器是否属超负荷使用等，如发现电线老化严重，应及时更换。

②检查家中家用电器的位置摆放是否合适。电视机应摆放在防潮、防尘、通风处，不要放在易燃、易爆液体或气体周围，防止电视机放电打火引燃物品。空调的周围不得堆放可燃、易燃物品，帘布不能搭在窗式空调上。各种电器的插座应远离火源，电源线如有破损应及时加裹绝缘胶布，防止出现短路。各种家电停止使用时，应及时切断电源，对性能不良、质量不过硬的家电应及时维修、更换。

③检查厨房内的液化气灶导气软管是否漏气。在日常生活中是否按照使用时先打开瓶阀、后启动点火开关阀，结束时先关闭气瓶阀断气、再关闭点火开关阀的程序操作。切忌漏气时操作、加热罐体、倒卧罐体。应经常对液化气灶、导气软管、气瓶作定期保养。

④检查家中是否有香水、摩丝、指甲油和打火机等易燃易爆日常生活用品。应将这些生活用品放在阴凉干

燥处，不可靠近热源、火源，或使用曝晒和其他方式对危险物品进行加热。应将这些物品放在小孩拿不到的地方。

⑤检查家中老人和小孩是否有卧床吸烟或玩火的习惯。应加强对他们的防火教育，增强他们的消防安全意识。

⑥检查家中楼梯口、阳台是否堆放杂物。最好不要安装栅栏式封闭阳台和防盗窗，即使装有防盗窗，一定要留有逃生窗口，并将钥匙放在触手可及之处，防止发生火灾事故后，切断了自己的逃生之路。

⑦家中最好配备一只小型灭火器，做到有备无患。

⑧居住楼房家庭，至少准备两条逃生用的救生绳，在火灾发生时，可以利用绳索逃生。

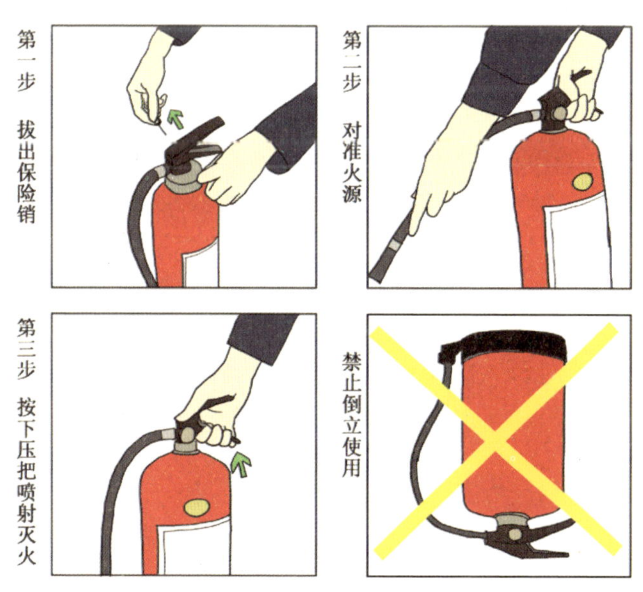

7 “火场杀手”有哪些

“火场杀手”到底是谁？在火场中，造成遇难者死亡的因素最靠前的并不是火焰的烧伤，而是爆炸、高温、毒气、倒塌等。

（1）爆炸

很多建筑内具有易燃易爆品，随着温度的升高，很容易引起爆炸与连环爆炸，这种危险是最难消灭和逃离的，即使是消防官兵也极易受到伤害。

（2）高温

温度超过70℃的气体，就可以让人的呼吸系统受到破坏，人体吸入如此高温的气体后，食道等会马上起水泡，进一步导致无法呼吸，休克等。

（3）毒气

有毒气体是火场中异常可怕的因素，一氧化碳可以使人短时间窒息，氯、硫等更是容易造成人员死亡。

（4）倒塌

在火焰燃烧到一定程度，建筑受到破坏后，会发生倒塌甚至坍塌情况，这时留在火场中的人员是异常危险的。包括消防人员在内，都应尽快脱离火场。

8 火场危险前兆有哪些

（1）液化石油气储罐火灾爆炸前兆

①火焰发白、变亮，使人产生刺眼的感觉。组成液化石油气的烃类在火灾情况下会出现高温裂解，产生碳粒子。碳粒子在一般火焰温度（700～800℃）时呈红光或黄光，在火焰温度超过1000℃时，这些碳粒子就会发白、变亮，给人的视觉造成刺眼的感觉。

②安全阀和排空阀等泄放孔发出刺耳的呼叫声。火场上温度比常温高出许多，温度升高使液化石油气储罐内的气体体积膨胀。为了保持罐内的安全压力，罐内的气体会大量外泄，通过安全阀和排空阀等泄放孔的气体流速就会大大增大，从而发出刺耳的呼叫声。

③金属罐体变形、抖动，并且发出响声。当储罐所承受的主应力超过材料的屈服极限时，通常会发生较大的变形。与其相连的管道、阀门等相对变形，发出响声。

（2）重质油品油罐火灾发生喷溅、沸溢前兆

①出现油面蠕动、涌涨现象，出现油沫2～4次。

②火焰增大、发亮、变白，火舌形似火箭，烟色由浓变淡。

③金属罐壁颤动，罐体发出强烈的噪声。此外，现场还有罐内油品发出的剧烈“嘶嘶”声。

（3）普通建筑发生倒塌前兆

①结构变形。火场上由于火焰的高温作用、现场爆炸破坏作用以及灭火冷却用水的负载等作用，使建筑结构发生变形，消防人员可以很直观地看到建筑上的金属门、窗无法按原来的位置进行复位。

②发出异常声响。由于建筑结构的变形，建筑内的钢筋、水泥、砖石和建筑上的门、窗等物相互摩擦和挤压，甚至被拉拽，从而发出异常的声响。

9 农村留守人员防火须知

（1）老年人防火须知

①尽量不要卧床吸烟，实在想吸烟，旁边最好有人监护，以防不测；

②老年人用天然气做饭、烧菜，千万不能离人，防止遗忘，烧焦食物，引燃易燃易爆气体；

③尽可能不要让老年人独居。无法自理的老人，要有人陪护，以便发生火灾时逃生或者扑灭初起火灾；

④发生火灾首先救人，同时报警，不得顾忌钱物，人是最贵宝的，钱为身外之物。

（2）儿童防火须知

①家长要教育小孩不要玩火；

②火柴、打火机、蜡烛等引火物，不要放在小孩能拿到的地方，大人外出时不要将小孩单独放在家里，更不能锁在屋内，避免小孩在家玩火，造成火灾伤亡；

③不要让不懂事的小孩引火做饭，避免油锅起火或炉火烤着可燃物造成火灾；

④教育小孩不要在屋内和可燃建筑、柴草堆等易于引起火灾的场所附近燃放鞭炮，以免火花溅到易燃物上引起火灾。

10 发生火灾如何逃生

（1）平房火灾如何逃生

因为平房内距离出口较近，人们总以为平房火灾伤亡较少，其实这是非常危险的想法。

平房发生火灾，一定要第一时间逃生，千万不要想着收拾财物，当火势起来之后，伴随着的浓烟很容易让人失去方向，屋内的燃气罐等易燃易爆品因为空间狭小，电线混杂，极易发生爆炸。同时，因为平房结构不如楼房稳固，砖瓦、木材容易掉落，墙体更容易倒塌。最好的方法是第一时间扶着墙壁逃生，这样不容易在浓烟中迷失方向，也更容易躲避头顶的掉落物。

由于建筑密集、老化，街道狭小，障碍物多等原因，消防车很难驶入，极容易错过第一救火时间，致使平房火灾串联，往往一户失火，可能烧掉一条街道。所以从自己房屋逃离后，尽量第一时间躲避到宽阔地带，避免从一处火场逃到另一处火场。

（2）高层楼房火灾如何逃生

高层楼房发生火灾时，利用建筑物内已有的设施进行逃生，是争取逃生时间，提高逃生率的重要办法。

①利用消防电梯进行疏散逃生，但着火时普通电梯千万不能乘坐；

②利用室内的防烟楼梯、普通楼梯、封闭楼梯进行逃生；

③利用建筑物的阳台、通廊、避难层、室内设置的缓降器、救生袋、安全绳等进行逃生；

④利用观光楼梯避难逃生；

⑤利用墙边落水管进行逃生；

⑥将房间床单等物连接起来进行逃生。

（3）商场（集贸市场）火灾如何逃生

①利用疏散通道逃生。每个商场（集贸市场）都按规定设有室内楼梯、室外楼梯，有的还设有自动扶梯、消防电梯等，发生火灾时，尤其是在初期火灾阶段，这都是逃生的良好通道。在下楼梯时应抓住扶手，以免被人群撞倒。不要乘坐普通电梯逃生，因为发生火灾时，停电也时有发生，无法保证电梯的正常运行。

②自制器材逃生。商场（集贸市场）是物质高度集中的场所，商品种类繁多，发生火灾后，可利用逃生的物资是比较多的。例如：毛巾、口罩浸湿后，可制成防烟工具捂住口、鼻；利用绳索、布匹、床单、地毯、窗帘来开辟逃生通道；如果商场（集贸市场）还经营五金等商品，还可以利用各种机用皮带、消防水带、电缆线来开辟逃生通道；穿戴商场（集贸市场）经营的各种劳动保护用品，如安全帽、摩托车头盔、工作服等可以避免烧伤和被坠落物砸伤。

③利用建筑物逃生。发生火灾时，如上述两种方法都无法逃生，可利用落水管、房屋内外的突出部分和各种门、窗以及建筑物的避雷网（线）进行逃生，或转移到安全区域再寻找机会逃生。利

用这种逃生方法时，既要大胆又要细心，特别是老、弱、病、妇、幼等人员，切不可盲目行事，否则容易发生伤亡。

④寻找避难处所。在无路可逃的情况下，应积极寻找避难处所。如到室外阳台、楼房平顶等待救援；选择火势、烟雾难以蔓延的房间关好门窗，堵塞间隙，房间如有水源，要立刻将门、窗和各种可燃物浇湿，以阻止或减缓火势和烟雾的蔓延时间。无论白天或晚上，被困者都应大声呼救，不断发出各种呼救信号，以引起救援人员的注意，帮助自己脱离困境。

（4）汽车火灾如何逃生

汽车是封闭环境，火势极易蔓延，容易使车门变形，困住人员，也容易发生爆炸等危险。如果是公交车，由于人员较多，烟雾阻挡，逃生困难更大。所以，汽车上一定要配备逃生锤、灭火器等消防用品，用以预防不测。

当汽车发动机发生火灾时，驾驶员应迅速停车，打开车门让乘车人员自己下车，然后切断电源，取下随车灭火器，对准着火部位的火焰正面猛喷，扑灭火焰。如果着火点在引擎盖下，最好打开引擎盖灭火，这样虽然会让着火点接触空气面积更多，但是同样能够对准着火点，相比之下，更容易灭火。

（5）影剧院火灾如何逃生

影剧院里，都设有消防疏散通道，并装有门灯、壁灯、脚灯等应急照明设备，用红底白字标有“大平门”、“出口处”，或“非常出口”、“紧急出口”等指示标志。发生火灾后，观众应按照这些应急照明指示设施所指引的方向，迅速选择人流量较小的疏散通道撤离。

①当舞台发生火灾时，火灾蔓延的主要方向是观众厅。厅内不

能及时疏散的人员，要尽量靠近放映厅的一端，掌握时机逃生。

②当观众厅发生火灾时，火灾蔓延的主要方向是舞台，其次是放映厅。逃生人员可利用舞台、放映厅和观众厅的各个出口迅速疏散。

③当放映厅发生火灾时，由于火势对观众厅的威胁不大，逃生人员可以利用舞台和观众厅的各个出口进行疏散。

④发生火灾时，楼上的观众可从疏散门由楼梯向外疏散。楼梯如果被烟雾阻隔，在火势不大时，可以从火中冲出去，虽然人可能会受点伤，但可避免生命危险。此外，还可就地取材，利用窗帘布等自制救生器材，开辟疏散通道。

（6）宾馆火灾如何逃生

①防烟。一旦发现火灾，千万不能打开房门观望，因为火灾时容易形成冷热空气对流，使烟火扑面而来。此时最好的办法是，迅速用水浸湿床单、毛巾等堵塞房门的空隙，防烟气进入，然后用湿毛巾捂住口、鼻，等待救援。

②疏散。应听从宾馆工作人员的口头引导和广播引导，切不可自以为是，不听劝告盲目疏散。因为，现代化的宾馆都有受过良好消防和心理教育的工作人员。

③自救。现在很多宾馆客房内都备有自救缓降器和自救绳，入住时就应向服务员问明放置位置和使用方法，一旦发生火灾后，可迅速逃生。同时，一般高层宾馆的自身消防硬件设施也比较完善，如楼梯间都是防烟或封闭的，而且距离客房都不远，只要迅速进入楼梯间大都能活命。一旦脱离险境，切记莫重返火场。

④避难。如果不是自己的房间起火，一般来讲自己的房间就是最好的避难地。只要不打开门窗让烟气进入，大火要想烧穿客房门

也需要一段时间，这么长的时间是会有人来救你的。同时，宾馆内的公共厕所、电梯间、楼梯以及袋形走廊末端设置的避难间，也是暂时避难的好去处。

⑤等待救援。在城市，从报警起到消防队到达火场的时间一般都不超过5分钟。因此，如果被浓烟烈火围困时，千万不要惊慌，更不能盲目跳楼，一定要保持冷静，待在自己的房间，同时采用鲜艳的物品，如床单等站在窗口挥动或喊话，吸引消防人员来救人。

（7）隧道火灾如何逃生

数据显示，隧道内火灾现场出事者大多是被烟雾熏死。如果遇到隧道火灾，如何为自己求得更多生存机会?

①如开车遇到前方隧道内发生火灾，应及时撤离车辆，在车身后放置警示标志，然后朝着火势、烟雾流相反的方向逃离。

②逃生时，用手巾或衣物（用水沾湿更好）捂住口鼻，借以滤烟防毒。最好弯下腰走，因为着火时，扩散在隧道里的烟雾和毒气最初是不平均分布的，顶部较浓，下部较稀，而且温度分布也是上高下低；不要高声喊叫，否则会吸入较多的烟雾和有毒气体。

③较长的隧道，大多有直接通向地面的安全出口。安全出口的位置一般都在隧道出入口处标明，隧道内也有标志。这条疏散通道应当是平坦的，路线简洁，无交叉，有事故照明，有排烟设备。假如隧道内失火，能逃入通向地面的安全出口，那就最合适了。

④若被困在车厢内，可迅速果断地用车内消防锤、座椅头枕脚、高跟鞋等一类的尖利物体敲碎车窗边角，逃离着火体。

⑤若火灾发生在地铁隧道内，要牢记往上风口跑，就是逆着风跑。由于隧道内形成了一个天然“卧”着的通风烟囱，里面本来就有空气流动，再加上火灾后地铁会启动紧急程序，在出事列车一端

迅速喷出气流，而另一端则猛吸烟雾，出现强烈空气对流，毒烟雾将涌向下风口。

（8）酒吧、KTV 火灾如何逃生

①发生火灾时，一定要记住不要慌，不要乱，必须保持头脑冷静。酒吧、KTV 等娱乐场所一般都是在晚上营业，进出顾客随意性大、密度很高，灯光暗淡，失火时容易造成人员拥挤，在混乱中发生挤伤踩伤事故。因此，只有保持冷静的头脑，赶紧找到安全出口并采取必要的自救措施，才能在第一时间减少人员伤亡。

②在逃生的过程中一定不要大声喊叫，因为酒吧、KTV 等娱乐场所在装修过程中采用了大量的塑料和纤维，一旦发生火灾，极易蔓延，并有大量的有毒气体产生。所以，要记得用水或者饮料打湿的衣服捂住口腔和鼻孔，并且匍匐爬行或者尽量弯下腰走路，以减少有毒气体对人体的伤害。

③如果逃生通道被大火和浓烟封堵，又一时找不到辅助救生设施时，可以暂时逃向火势较弱的地方，向窗外发出救援信号，等待消防人员营救。

④灵活寻找安全出口，迅速逃生，尽量不要到只有一个安全出口的娱乐场所游玩。如果 KTV 只有一个安全出口，在逃生的过程中，一旦人们蜂拥而至就很容易造成安全出口的阻塞，使人们滞留火场无法迅速逃离。这时候就应该克服盲从大众心理，果断放弃从安全出口逃生的方法，选择破窗而出的逃生措施。对设在楼层底层的酒吧、KTV，可直接从窗口跳出。对于设在二层至三层的酒吧、KTV，可用手抓住窗台往下滑，以尽量降低高度，且让双脚先着地。设在高层楼房中的酒吧、KTV 发生火灾时，首先应选择从疏散通道、疏散楼梯、屋顶和阳台逃生。一旦上述逃生之路被火焰和浓

烟封住时，应该选择从落水管道和窗户进行逃生。通过窗户逃生时，必须将窗帘或地毯等卷成长条，制成安全绳，用于滑绳自救，绝对不能急于跳楼，以免发生不必要的伤亡。

（9）校园火灾如何逃生

①学校一旦发生火灾时，同学们要保持镇定，听从老师和学校安全管理人员指挥，保持秩序，做到迅速有序从火场疏散撤离，不要慌乱拥挤，保持疏散通道畅通，防止踩踏事件的发生。

②同学们在疏散撤离中通过烟气弥漫的火场时，要用湿毛巾或衣物捂住口鼻，低头弯腰快速前行，沿着正确路线有序疏散逃生，切记不要深呼吸，最大限度地减少有毒气体吸入体内的可能。

③如果突发火情时身上着火，要保持镇定，不要到处乱跑，就地翻滚压灭身上的火苗，或者迅速将着火的衣服脱下，防止身体被火烧伤。

④如果发生火灾时火势蔓延迅速，被困室内时要迅速紧闭房门，退到窗口或者宿舍阳台上，通过喊话、发出灯光信号等方式，通知和引导救援人员，等待救援脱险。

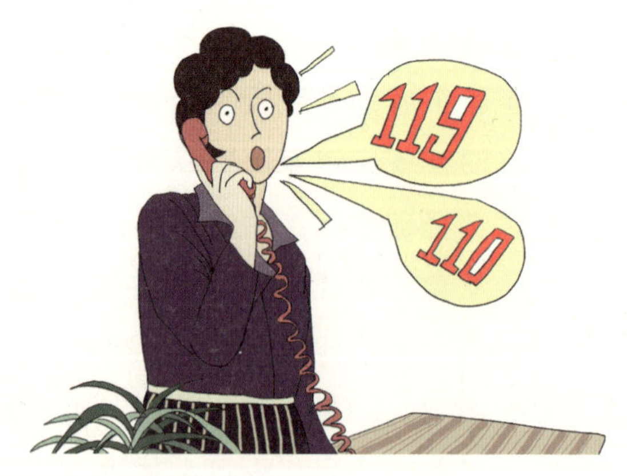

第三章

洪 灾

1 什么是洪灾

洪灾是由于江、河、湖、库水位猛涨，堤坝漫溢或溃决，水流入境而造成的灾害。洪灾除对农业造成重大灾害外，还会造成工业甚至生命财产的大量损失，是威胁人类生存的十大自然灾害之一。

古今中外，洪灾是对人类安全破坏最为严重的灾难，中国古代有“大禹治水”的传说，国外有“诺亚方舟”的故事，直至现代，世界上每年仍会发生洪灾，给人类的生命财产带来重大损失。

洪水灾害是我国发生频率高、危害范围广、对国民经济影响最为严重的自然灾害。

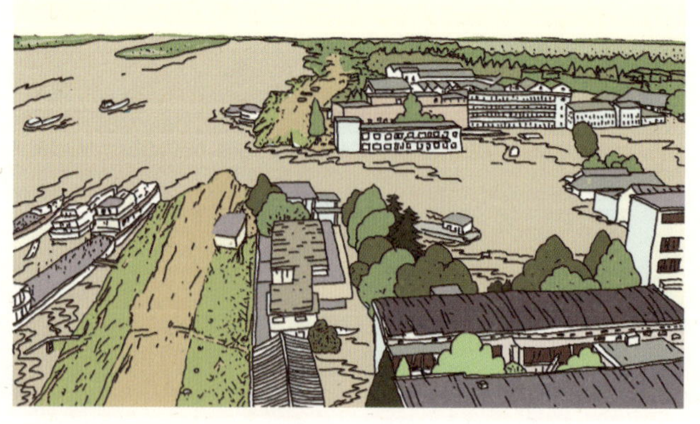

2 洪水来临前应做什么准备

洪水到来之前，要尽量做好相应的准备。

（1）及时撤离

根据当地电视、广播等媒体提供的洪水信息，结合自己所处的位置和条件，冷静地选择最佳路线撤离，避免出现“人未走水先到”的被动局面。

（2）认清路标

认清路标，明确撤离的路线和目的地，避免因为惊慌而走错路。

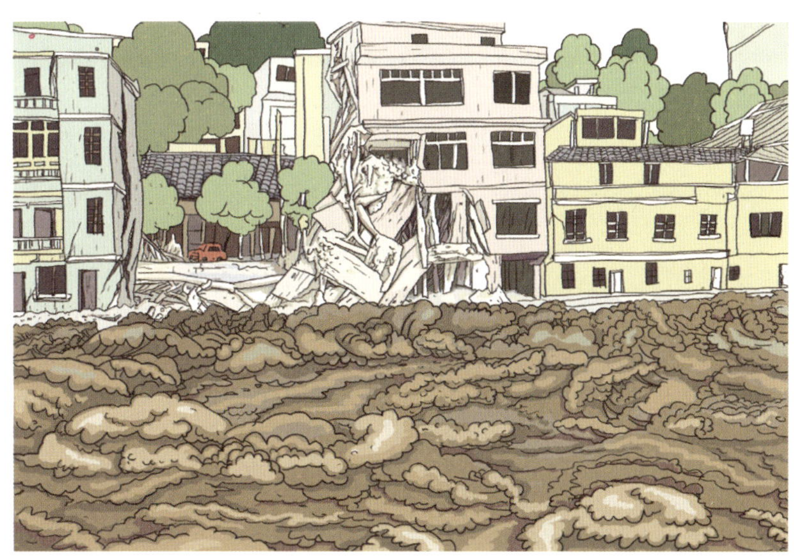

（3）自保措施

①备足速食食品或蒸煮够食用几天的食品，准备足够的饮用水和日用品。

②紧急情况下，可利用空的可乐瓶、矿泉水瓶扎制应急救生衣，大约20个矿泉水瓶可制作1件供成人使用的救生衣。扎制木排、竹排，搜集木盆、木材、大件泡沫塑料等适合漂浮的材料，加工成救生装置以备急需。

③将不便携带的贵重物品作防水捆扎后埋入地下或放到高处，票款、首饰等小件贵重物品可缝在衣服内随身携带。

④保存好尚能使用的通讯设备。

3 洪水到来时如何自救

①洪水到来时，来不及转移的人员，要就近迅速向山坡、高地、楼房、避洪台等地转移，或者立即爬上屋顶、楼房高层、大树、高墙等地势高的地方暂避。

②如洪水继续上涨，暂避的地方已难自保，则要充分利用准备好的救生器材逃生。

③如果已被洪水包围，要设法尽快与当地防汛部门取得联系，报告自己的方位和险情，积极寻求救援。

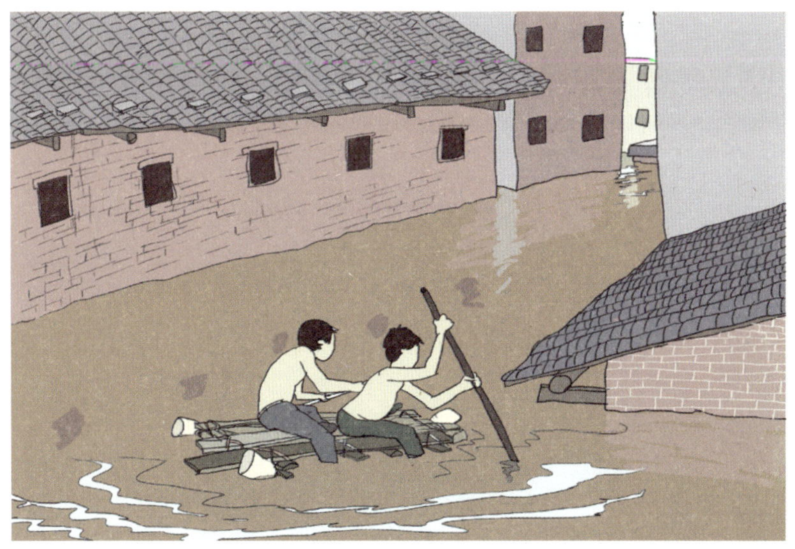

注意：尽量不要游泳逃生，不可攀爬带电的电线杆、铁塔，也尽量不要爬到泥坯房的屋顶。

④如已被卷入洪水中，一定要尽可能抓住固定的或能漂浮的东西，寻找机会逃生。

⑤发现高压线铁塔倾斜或者电线断头下垂时，一定要迅速远避，防止直接触电或因地面“跨步电压”触电。

4 洪灾后生活应注意什么

（1）注意饮水卫生

洪涝灾害，水源可能含有多量泥沙，浑浊度高；受人畜粪便、垃圾、尸体污染，各种杂物进入水体，使细菌滋生，水质感官性状恶化和有毒物质污染，极易造成传染病的发生和流行。为了确保大灾之后无大疫，重点做好预防肠道传染病，保证饮水十分重要。

①临时性供水：在洪涝灾害发生时，通常需要临时性供水。瓶装水运输方便，水质安全，可用来解决应急饮水问题。在道路交通情况允许的条件下，可利用水车送水，水车空间密闭，相对卫生安全，居民可就近取水，使用方便。水车供水时，需由专人负责，并注意饮水消毒，确保水质卫生。

②水井卫生：在洪水流经地区，淹没了水井，即使洪水退后，直接饮用井水也不安全。因此，退水后要清理水井，并进行消毒。经水淹的井先抽干井水，清除淤泥，冲洗井壁、井底，再掏尽污水。待水井自然渗水到正常水位后，进行超计量氯消毒。投加量按每吨井水加180片漂白精片计算（溶解倒入）。浸泡12小时后，再抽

干井水，在待自然渗水到正常水位后，按正常消毒方法消毒（每吨水加漂精片 8 ~ 10 片），即可投入正常使用。同时要对水井进行水源防护。水井应有井台、井栏、井盖及井的周围 30 米内禁止设有厕所、猪圈以及其他可能污染地下水的设施。取水应有专用的取水桶。

③饮水消毒：将水煮沸是十分有效的灭菌防病方法，因此在灾区应提倡喝开水，不喝生水。在有燃料的地方可采用。灾害期间最主要的饮水消毒方法是采用消毒剂灭菌。消毒剂种类很多，可参阅使用说明书进行饮水消毒。如：一桶水加一片漂白精片，放置一段时间后再饮用。同时要保证消毒剂投加量，少了不能保证消毒效果，多了会产生强烈气味使人不能接受。

（2）注意饮食卫生

①个人饮食要点：不吃淹死或死因不明的家禽家畜；不吃霉烂变质的粮食；不生食水产品；受过水浸或水溅过的散装的食物成品不能再供食用；受水浸或受潮未霉烂变质的粮食颗粒应先行烘干或晒干，再加工去除表层后供食用；受过水浸的已经加工成米、面粉等的粮食制品，不应再供食用；受水浸的叶菜类和根茎类农产品，可用清水反复浸洗多次后供食，但如有工厂毒物污染可疑时应先经抽样作毒物检验；受水浸的冷藏、腌藏、干藏的畜禽肉和鱼虾，如未变质又无毒物污染的可经清洗后及时食用，不应继续贮存；喝清洁的饮用水，生水应烧开后饮用；饭前便后要洗手，加工食品前要洗手；制作食品前将原料用清洁的水清洗干净，不使用污水清洗瓜果、蔬菜；制作食品要烧熟煮透；生熟食品要分开制作放置，制作时不共用案板、刀具和盛放容器；饭菜应现吃现做，做后尽快食用，剩余饭菜要及时冷藏，食前确保没有变质，经彻底加热后再食

用；不吃来源不明、腐败变质的食品，不吃包装破损的或超出保质期的包装食品；不自行采食野生蘑菇和其他野菜，不生吃动物性食品；不使用来源不明的容器盛装食品，炊具和餐饮具应彻底洗刷干净、消毒后再使用；盛装食品的餐盘、碗筷用后要彻底清洗和消毒并保洁存放；存放吃剩的或没有包装的食物，要注意防潮、防鼠、防蝇、防虫；食用包装食品时，应尽量避免用手直接接触食品。

②集体饮食要点：集体供餐最好在室内或者搭建的简易厨房内制作食品，做饭场所一定要远离垃圾、厕所，并处于这些污染源的上风向；制作食品的原料应新鲜，符合食品卫生要求，不使用来源不明、腐败变质的原料；加工场所禁止存放有毒、有害及非食用原料；炊事员应当由健康人员担任，手上有破损、化脓性伤口的人不能担任炊事员；制作食品前将原料用清洁的水清洗干净；生熟食品要分开制作放置，制作时不共用案板、刀具和盛放容器；制作食品要烧熟煮透；制作食品的场所要及时清扫，保持清洁，容器餐饮具要清洗消毒，保洁存放；做好的饭菜应尽快食用，熟食在室温下不要长时间存放；烹调后的食品如需运输，应使用密闭清洁的容器。

（3）注意预防血吸虫病

①疫区居民和参加抗洪救灾人员要尽量避免接触疫水，尽量缩短接触时间、次数和暴露面积。

②必须接触疫水时应尽可能做好个体防护，如穿高筒胶鞋、带胶手套、穿防护衣裤。

③使用防护药品，避免感染。不可避免接触疫水时，下水前在将要接触疫水部位涂抹防护油。

④不直接饮用疫水，不在疫水中戏水、游泳和洗刷用具，饮用水一定要消毒或煮沸，确保饮用水安全。

⑤接触疫水1～2天内，出现点状红色奇痒的丘疹，或在2周内出现咳嗽、胸痛等症状，以及1月左右出现发热、畏寒、腹胀、腹痛、腹泻、肝脏肿大和肝区疼痛等症状，应尽快到就近血吸虫病防治机构或疾病预防控制中心进行检查，以便及时发现、诊断和治疗。

⑥为了防止血吸虫病急性感染暴发，对接触疫水的人群在首次接触疫水后4周，可口服吡喹酮进行预防性治疗。

⑦对反复多次接触疫水，尤其对参加抗洪救灾的官兵，在脱离接触疫水后1个月，应尽快到血吸虫病防治机构，进行血吸虫病专项检查，发现阳性，及时给予病原治疗。

⑧为了做好汛期血吸虫病预防控制工作，还应加强血防健康教育，在血吸虫病易感地带树立警示牌；对重点水域应定时采用氯硝柳胺进行灭蚴；加强对家畜传染源的检查和治疗，严防家畜的污染；要加强对粪便的管理和处理，严禁随地排便；退水后要及时了解螺情变化，对易感地带进行药物灭螺等处理。

第四章

泥石流

1 什么是泥石流

泥石流是指在山区或者其他沟谷深壑，地形险峻的地区，因为暴雨、暴雪或其他自然灾害引发的山体滑坡并携带有大量泥沙以及石块的特殊洪流。泥石流具有突然性、流速快、流量大、物质容量大和破坏力强等特点。泥石流常常会冲毁公路、铁路等交通设施甚至村镇等，造成巨大损失。

泥石流流动的全过程一般只有几个小时，短的只有几分钟，是一种广泛分布于世界各国一些具有特殊地形、地貌状况地区的自然灾害。泥石流是山区沟谷或山地坡面上，由暴雨、冰雪融化等水源激发的、含有大量泥沙石块的介于挟沙水流和滑坡之间的土、水、气混合流，大多伴随山区洪水而发生。它与一般洪水的区别是洪流中含有足够数量的泥沙石等固体碎屑物，其体积含量最少为15%，最高可达80%左右，因此比洪水更具破坏力。

2 泥石流有什么危害

泥石流经常发生在峡谷地区和地震火山多发区，在暴雨期具有群发性。它是一股泥石洪流，瞬间暴发，是山区最严重的自然灾害。

泥石流的主要危害是冲毁城镇、企事业单位、工厂、矿山、乡村，造成人畜伤亡，破坏房屋及其他工程设施，破坏农作物、林木及耕地。此外，泥石流有时也会淤塞河道，不但阻断航运，还可能引起水灾。影响泥石流强度的因素较多，如泥石流容量、流速、流量等，其中泥石流流量对泥石流成灾程度的影响最为主要。此外，多种人为活动也在多方面加剧上述因素的作用，促进泥石流的形成。

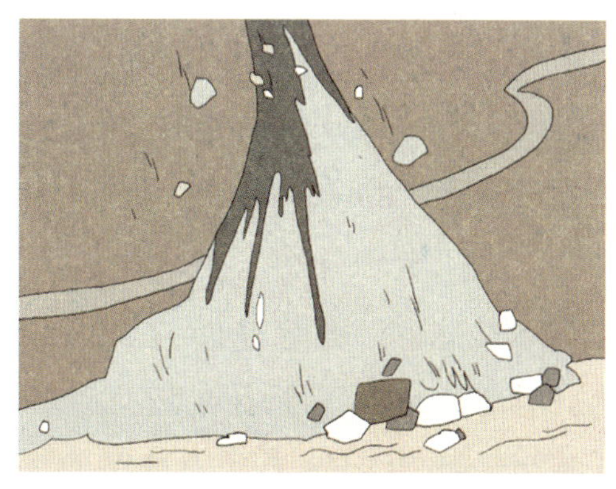

3 泥石流是怎么诱发的

我国泥石流的暴发主要是受连续降雨、暴雨，尤其是特大暴雨集中降雨的激发。因此，泥石流发生的时间规律与集中降雨时间规律相一致，具有明显的季节性，一般发生在多雨的夏秋季节。另外，泥石流的活动周期与暴雨、洪水的活动周期大体相一致。当暴雨、洪水两者的活动周期与季节性相叠加，常常形成泥石流活动的一个高潮。泥石流主要由以下因素诱发：

（1）自然原因

岩石的风化是自然状态下既有的，在这个风化过程中，既有氧气、二氧化碳等物质对岩石的分解，也有降水中吸收的空气中的酸性物质对岩石的分解，还有地表植被分泌的物质对土壤下的岩石层的分解，以及霜冻对土壤形成的冻结和溶解造成的土壤的松动。这些原因都能造成土壤层的增厚和松动。

（2）不合理开挖

有些泥石流就是在修建公路、水渠、铁路以及其他建筑活动时，破坏了山坡表面而形成的。如云南省东川至昆明公路的老干沟，因修公路及水渠，使山体破坏，加之1966年犀牛山地震又形成崩塌、滑坡，致使泥石流更加严重。又如香港多年来修建了许多大型工程和地面建筑，几乎每个工程都要劈山填海或填方，才能获得合适的建筑场地。1972年一次暴雨，使正在施工的挖掘工程现场120人死于滑坡造成的泥石流。

（3）弃土弃渣采石

这种行为形成的泥石流的事例很多。如四川省冕宁县泸沽铁矿汉罗沟，因不合理堆放弃土、矿渣，1972年一场大雨暴发了矿山泥石流，冲出松散固体物质约10万立方米，淤埋成昆铁路300米和喜（德）—西（昌）公路250米，中断行车，给交通运输带来严重损失。又如甘川公路西水附近，1973年冬在沿公路的沟内开采石料，1974年7月18日发生泥石流，使15座桥的涵洞淤塞。

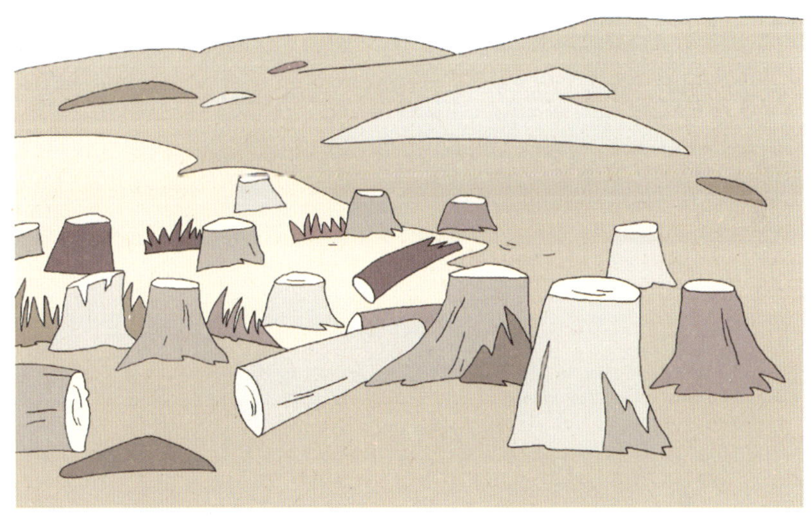

（4）滥伐乱垦

滥伐乱垦会使植被消失、山坡失去保护、土体疏松、冲沟发育，大大加重水土流失，进而使山坡的稳定性被破坏，崩塌、滑坡等不良地质现象发育，很容易产生泥石流。如甘肃省白龙江中游是

我国著名的泥石流多发区。而在一千多年前，那里竹树茂密、山清水秀，后因伐木烧炭、烧山开荒，森林被破坏，才造成泥石流泛滥。又如甘川公路石坳子沟山上大耳头，原是森林区，因毁林开荒，1976 年发生泥石流，毁坏了下游村庄、公路，造成人民生命财产的严重损失。

（5）次生灾害

地震灾害过后经过暴雨或山洪稀释，大面积的山体容易发生泥石流。如云南省东川地区在 1966 年是近十几年的强震期，使东川泥石流的发展加剧。仅东川铁路在 1970—1981 年的 11 年中就发生泥石流灾害 250 余次。又如 1981 年，东川达德线泥石流，成昆铁路利子伊达泥石流，宝成铁路、宝天铁路的泥石流，都是在大周期暴雨的情况下发生的。

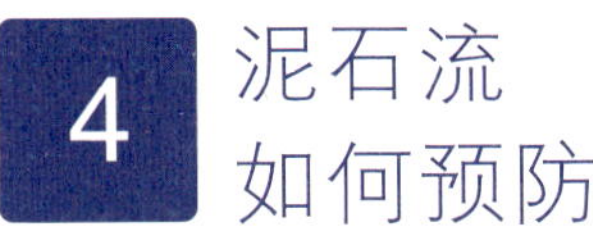

4 泥石流如何预防

（1）房屋不要建在沟口和沟道上

受自然条件限制，很多村庄建在山麓扇形地上。山麓扇形地是历史泥石流活动的见证，从长远的观点看，绝大多数沟谷都有发生泥石流的可能。因此，在村庄选址和规划建设过程中，房屋不能占据泄水沟道，也不宜离沟岸过近；已经占据沟道的房屋应迁移到安全地带。在沟道两侧修筑防护堤和营造防护林，可以避免或减轻因泥石流溢出沟槽而对两岸居民造成的伤害。

（2）不能把冲沟当作垃圾排放场

在冲沟中随意弃土、弃渣、堆放垃圾，将给泥石流的发生提供固体物源，促进泥石流的活动。当弃土、弃渣量很大时，可能在沟谷中形成堆积坝，堆积坝溃决时必然发生泥石流。因此，在雨季到来之前，最好能主动清除沟道中的障碍物，保证沟道有良好的泄洪能力。

（3）保护和改善山区生态环境

泥石流的产生和活动程度与生态环境质量有密切关系。一般来说，生态环境好的区域，泥石流发生的频度低、影响范围小；生态环境差的区域，泥石流发生的频度高、影响范围大。提高小流域植被覆盖率，在村庄附近营造一定规模的防护林，不仅可以抑制泥石流形成、降低泥石流发生频率，而且即使发生泥石流，也多了一道保护生命财产安全的屏障。

（4）雨季不要在沟谷中长时间停留

雨天不要在沟谷中长时间停留，一旦听到上游传来异常声响，应迅速向两岸上坡方向逃离。雨季穿越沟谷时，先要仔细观察，确认安全后再快速通过。山区降雨普遍具有局部性特点，沟谷下游是晴天，沟谷上游不一定也是晴天，“一山分四季，十里不同天”就是群众对山区气候变化无常的生动描述，即使在雨季的晴天，同样也要提防泥石流灾害。

（5）泥石流监测预警

监测流域的降雨过程和降雨量（或接收当地天气预报信息），根据经验判断降雨激发泥石流的可能性；监测沟岸滑坡活动情况和沟谷中松散土石堆积情况，分析滑坡堵河及引发溃决型泥石流的危险性，下游河水突然断流，可能是上游有滑坡堵河、溃决型泥石流即将发生的前兆；在泥石流形成区设置观测点，发现上游形成泥石流后，及时向下游发出预警信号。

对城镇、村庄、厂矿上游的水库和尾矿库经常进行巡查，发现坝体不稳时，要及时采取避灾措施，防止坝体溃决引发泥石流灾害。

5 泥石流来临前环境会出现什么变化

（1）山坡的变化

①土质滑坡张开的裂缝延伸方向往往与斜坡延伸方向平行，弧形特征较为明显，其水平扭动的裂缝走向常与斜坡走向直接相交，并较为平直。

②岩质滑坡裂缝的展布方向往往受到岩层面和节理面的控制。

③当地面裂缝出现时，有可能发生滑坡。

（2）周围事物变化

①当斜坡局部沉陷，而且该沉陷与地下存在的洞室以及地面较厚的人工填土无关时，将有可能发生滑坡。

②山坡上建筑物变形，而且变形建筑物在空间展布上具有一定的规律，将有可能发生滑坡。

③泉水、井水的水质浑浊，原本干燥的地方突然渗水或出现泉水，蓄水池大量漏水时，将有可能发生滑坡。

④地下发生异常响声，同时家禽、家畜有异常反应，将有可能发生滑坡。

6 遭遇泥石流时如何应对

①向滑坡方向的两侧逃离，并尽快在周围寻找安全地带。

②当无法继续逃离时，应迅速抱住身边的树木等固定物体。

③切忌顺着泥石流方向跑。

④尽量不要爬到树上或者房屋顶上避险。

⑤实在无法避开时，尽量找到坚固的遮挡物，并重点保护好自己的头部，等待救援。

⑥驾驶汽车遭遇泥石流时，尽量远离泥石流地带，切忌驶入低谷、沟壑及顺着泥石流方向行驶，不要行驶在刚发生过滑坡的地区。

第五章

溺　水

1 什么是溺水

溺水又称淹溺，是人淹没于水或其他液体介质中并受到伤害的状况。溺水后水充满呼吸道和肺泡引起缺氧窒息，吸收到血液循环的水会引起血液渗透压改变、电解质紊乱和组织损害，最后造成呼吸停止和心脏停搏而死亡。溺水后窒息合并心脏停搏称为溺死，如心脏未停搏则称近乎溺死。

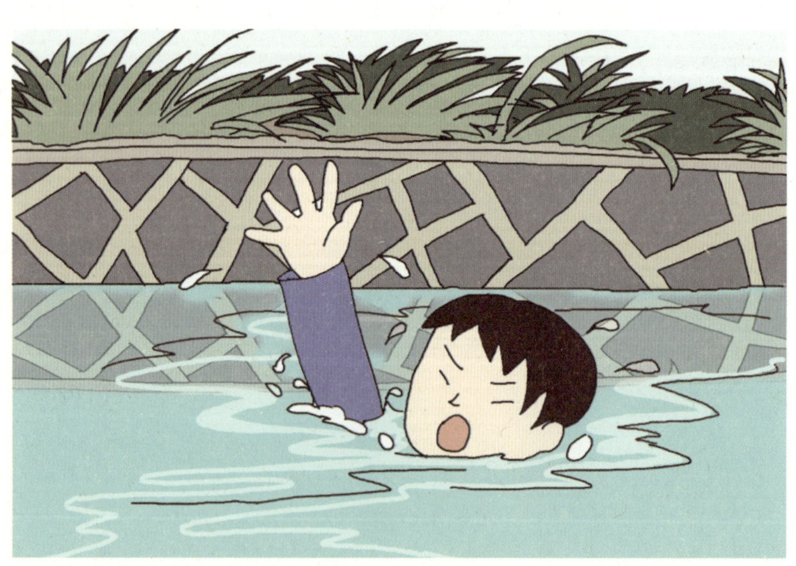

2 发生溺水如何自救

发生溺水后，最重要的就是保持头脑的冷静，只要保持镇静，即使不会游泳也不容易被淹死；而惊慌失措的话，即使1米深的泳池，也能淹死身高1.7米的健康成年人。

①不要怕“喝水”。发生溺水时，即使口部进水，只要保持冷静，一般是不会呛水的，喝进一口水，一般也不至于发生危险，而越是慌张，越容易呛水，呛水之后本能的再次张口就会越呛越多，导致恶性循环，发生危险。

②不要怕落入水中。如果一直挣扎想浮出水面，双手不断在头顶拍动，只会适得其反，不断在原地浮沉。一旦落入水中，浮出水面时深吸一口气，再次入水时不要慌张，在水中除掉身上重物，屏住呼吸。水是有压力和浮力的，越往下压力越大，浮力也越大，所以即使再次入水，到一定深度后自然就会上浮。这时，双手向身下划动，顺着浮力很容易可以浮出水面。然后再次呼吸，等待救援。

③不论在泳池还是在自然水域，溺水下沉时，不要

总想弯腰，应让身体保持直立，用脚尝试“探下底”，一来水深未必能够淹没头顶，二来如能踩到水底，可借力反弹，快速冲出水面，进行呼吸。

④游泳时，如因小腿抽筋（腓肠肌痉挛）而致溺水者，此时应深呼吸后屏气，同时将痉挛下肢的拇趾持续用力向前上方拉，使拇趾跷起来，直到痉挛停止。对于其他部位抽筋者，要充分按摩和伸展患处，同时找机会上浮充分呼吸。

⑤潜水时，被水草缠住者最重要的就是冷静，应深吸气后屏气钻入水中，用双手帮助慢慢解脱缠绕，切勿挣扎，否则越挣越被缠紧。

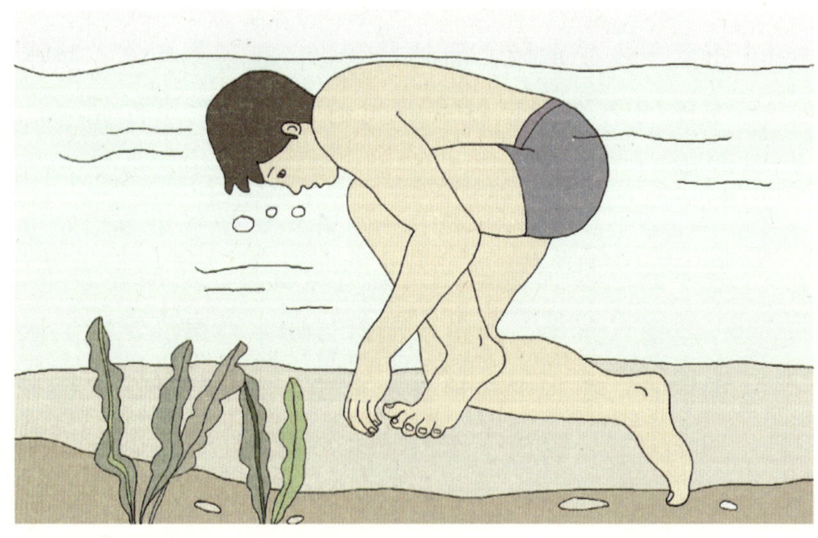

3 如何救助溺水者

溺水者往往惊慌失措，拼命想要抓到身边的每一根“稻草”，所以，对溺水者施救，能用物品施救的就不要亲自过去。不会游泳的人千万不要冒险下水救人，这不但容易救人不成把自己搭进去，同时也会给其他救人者增加困难。

①尽量用救生圈、长木杆、绳子等让溺水者抓住，将其拖离水面。

②如果决定下水救人，尽量不要让溺水者缠上身。如在游向溺水者时，与溺水者正面相遇，必须立刻采用仰泳方式迅速后退。

③如必须用手去救，且溺水者十分张皇失措，则应从溺水者的背后靠近，从背后把溺水者牢牢抓住，托住溺水者的下巴，使溺水者仰面，并用肘用力夹住溺水者的肩膀。切记，勿让溺水者抓住你的身体或四肢。若溺水者试图向你靠近，立刻松手游开。

④安慰溺水者，尽量让溺水者情绪稳定，采取仰泳的方式将溺水者拖回岸。若溺水者不省人事，可用手托住溺水者的下巴，游回岸边。

4 溺水者救上岸后如何救助

溺水者救上岸后，要立即采取救助措施。

①拨打“120”急救电话，迅速说明地点、情况。

②确认溺水者是否还有意识存在，可以采用拍打肩部同时大声呼唤溺水者的方法。如果有反应，说明溺水者还有意识，应尽快将其送医院。因溺水可以导致很多生理障碍，溺水者需要尽早得到医疗救助。

③对于拍打和呼唤无反应的溺水者，说明已经发生意识丧失。此时应该首先检查溺水者口鼻中是否有异物，如果有，尽快排出。将溺水者放平，然后就地尽快实施口对口人工呼吸。为了争取时间，此时不必采用检查呼吸和心跳的措施，应尽快向溺水者吹气供氧。

④经过数次人工呼吸后要检查溺水者是否有呼吸，如果无呼吸则说明溺水者已经发生心搏骤停，应该立即实施心肺复苏术。

⑤心肺复苏术要持续进行，不能停顿，直到溺水者苏醒或专业急救人员赶来。

⑥溺水者多有后续继发情况，故应尽快送往医院实施进一步检查治疗。对经现场急救已经恢复的溺水者，除非经医生允许，不能让其擅自回家。

5 溺水者如何实施心肺复苏术

无论有一名还是多名施救者在场，一旦发现患者无反应且没有呼吸或不能正常呼吸（即仅仅是喘息），就应立即拨打电话“120”，用最快的速度叫好救护车，然后尽可能快地开始胸外按压，再进行人工呼吸。最新的心肺复苏术取消了过去程序中的“看、听和感觉呼吸”的步骤。另外，施救者在急救人员到达前到不要停止实施心肺复苏术。

心肺复苏术包括胸外按压和人工呼吸。

（1）胸外按压的操作步骤

①将患者仰卧放置在坚实的平面上，有条件的话背部可垫上硬木板，以增加按压时对胸骨的压力，但不要把时间花在找木板上。

②解开患者的上衣，袒露胸部，便于施救者观察操作结果，但不可费时间去解开，施救者位于患者的一侧。

③确定按压部位，大致就是胸部的中心部位，准确的说是胸骨的下1/3或剑突上2横指的胸骨体部。

④施救者将一只手的掌根放于按压部位，另一只手按在前一只手上。两只手的手指不要触及患者的胸部，

以免损伤肋骨。

⑤施救者的肩、肘、手的连线应与患者的胸部垂直，两肘直伸，用上半身的重量作用于胸骨产生压力。

⑥按压速率至少为每分钟 100 次。请注意，按压速率不再是过去的每分钟大约 100 次，胸外按压不必与呼吸同步。

⑦成人按压幅度至少为 5 厘米；婴儿和儿童的按压幅度至少为胸部前后径的 1 / 3，婴儿大约为 4 厘米，儿童大约为 5 厘米。

⑧一次按压完毕，手的位置不变，上臂放松，保证每次按压后胸部回弹。尽可能减少胸外按压的中断。

⑨对于成人、儿童和婴儿（不包括新生儿），反复按压 30 次后可以施予人工呼吸吹气 2 次。

（2）开放气道的操作步骤

意识水平低下的患者，由于舌后坠或呕吐物等淤积，易发生气道阻塞，为了保证顺利给氧，通过徒手或使用器械保证气道通畅十分重要。开放气道的方法包括气道内异物除去法、徒手开放气道法、气管插管法、气管切开插管法等。

①徒手开放气道法。这是不需要任何器械也是最易于操作的方法。包括头部后仰法、仰头抬颌法、下颌上举法，效果最好的是下颌上举法。无论采取哪一种方法，都应该注意尽量使患者采取侧卧位，当口腔内有异物时能及时用纱布等绕在指端拭出。口中有液体异物时，若患者呈侧卧位也易于排出。

头部后仰法操作步骤：操作者位于患者头部的某侧，一只手将患者的颈部托起，另一只手放于患者的额部并使头向后仰伸，注意不要仰伸过度引起伤害。

仰头抬颌法的操作步骤：操作者位于患者头部的某侧，一只手放于患者的额部使其头向后仰伸，另一只手的食指和中指抵患者的下颌中央，使口腔闭合并上仰。

下颌上举法操作步骤：操作者位于患者头部上方，双手托住患者下颌角的两侧，用力将下颌骨上提，以使下列牙齿较上列牙齿前提为度。

（3）口对口人工呼吸法操作步骤

开放气道后仍不能恢复自主呼吸或自主呼吸微弱时，应迅速进行人工呼吸。观察有无自主呼吸的方法，是通过观察胸廓的活动有无恢复，也可以接近患者的口鼻听有无呼吸音，或用面颊感知有无患者呼吸产生的空气流动等，但不要因为“看、听和感觉呼吸”等人工呼吸动作而延误了胸外按压。

①用头部后曲仰伸等徒手的方法开放气道，捏紧患者的鼻孔。

②操作者大口吸入空气，用自己的口或面罩包住患者的口，慢慢将空气吹入患者的气道，反复吹 2 次。

注意观察患者的胸部，若无胸部起伏显示空气吹入无效，检查自患者的口或鼻有无漏气。若腹部隆起显示气道开放不够，或吹气的速度过快、量过多。

③吹气 2 次以后，操作者将耳朵放在患者的口边并观察胸部的起伏，如吹气成功，患者会自行呼出气体，腹部也会自然回缩。

④按照胸外按摩与人工呼吸的次数比例，无论是单人操作还是双人操作均为 30∶2 的要求，反复施行步骤②、③。

第六章

中　暑

1 什么是中暑

中暑是指因高温引起的人体体温调节功能失调，体内热量过度积蓄，从而引发神经器官受损。该病通常发生在夏季高温同时伴有高湿的天气。

当出现中暑早期症状时，应及时撤离高温现场。避免高温下、通风不良处强体力劳动，避免穿不透气的衣服劳动，进食含盐饮料以不断补充水和电解质。当高温下作业无法避免时，需改善劳动条件，加强防护措施，尽可能补充丢失的水分和盐分。

遇到高温天气，一旦出现大汗淋漓、神志恍惚时，要注意降温。如高温下出现昏迷的现象，应立即将昏迷人员转移至阴凉通风处，冷水反复擦拭皮肤，随后要持续监测体温变化，若持续高温，应马上送至医院进行治疗，千万不可以为是普通中暑而小视，耽误治疗时间。

2 中暑有哪些类型

（1）先兆中暑

高温环境下出现大汗、口渴、无力、头晕、眼花、耳鸣、恶心、心悸、注意力不集中、四肢发麻等，体温不超过38℃。如及时转移到阴凉通风处，补充水和盐分，短时间内即可恢复。

（2）轻度中暑

上述症状加重，体温在38℃以上，出现面色潮红或苍白、大汗、皮肤湿冷、脉搏细弱、心率快、血压下降等呼吸及循环衰竭的症状及体征。如及时处理，往往可于数小时内恢复。

（3）重度中暑

中暑高热：体温调节中枢功能失调，散热困难，体内积热过多所致。开始有先兆中暑症状，以后出现头痛、不安、嗜睡，甚至昏迷。面色潮红，皮肤干热，血压下降，呼吸急促，心率快，体温在40℃以上。

中暑衰竭：由于大量出汗导致水及盐类丢失，引起血容量不足。临床表现为面色苍白，皮肤湿冷，脉搏细弱，血压降低，呼吸快而浅，神志不清，腋温低，肛温在38.5℃左右。

中暑痉挛：大量出汗后只饮入大量的水，而未补充食盐，血钠及氯降低，血钾亦可降低。患者口渴，尿少，肌肉痉挛及疼痛，体温正常。

日射病：因过强阳光照射头部，大量紫外线进入颅内，引起颅内温度升高（可达41～42℃），出现脑及脑膜水肿、充血。故发生剧烈的头痛、头晕、恶心、呕吐、耳鸣、眼花、烦躁不安、意识障碍，严重者发生抽搐昏迷。体温可轻度升高。上述情况有时可合并出现。

热射病：在高温环境中从事体力劳动的时间较长，身体产热过多，而散热不足，导致体温急剧升高。发病早期有大量冷汗，继而无汗、呼吸浅快、脉搏细速、躁动不安、神志模糊、血压下降，逐渐向昏迷伴四肢抽搐发展；严重者可产生脑水肿、肺水肿、心力衰竭等。

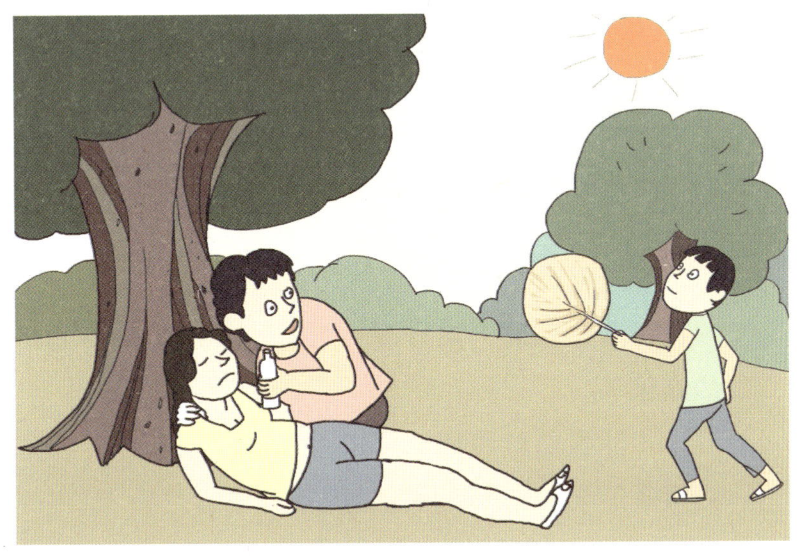

3 中暑发生的原因是什么

中暑的原因有很多，在高温作业的车间工作，如果再加上通风差，则极易发生中暑；露天作业时，受阳光直接暴晒，再加上大地受阳光的暴晒，大气温度再度升高，使人的脑膜充血、大脑皮层缺血而引起中暑；空气中湿度的增强易诱发中暑；在公共场所，人群拥挤，产热集中，散热困难，容易发生中暑。其中，患者对高温环境适应不充分是致病的主要原因。

在大气温度升高（>32℃）、湿度较大（>60%）和无风的环境中，长时间工作或强体力劳动，又无充分防暑降温措施时，缺乏对高热环境适应者易发生热射病。易发因素包括：

①环境温度过高，人体由外界环境获取热量。

②人体产热增加，如从事重体力劳动、发热、甲状腺功能亢进和应用某些药物（苯丙胺）。

③散热障碍，如湿度较大、过度肥胖或穿透气不良的衣服等。

④汗腺功能障碍，见于系统硬化病、广泛皮肤烧伤后瘢痕形成或先天性汗腺缺乏症等患者。

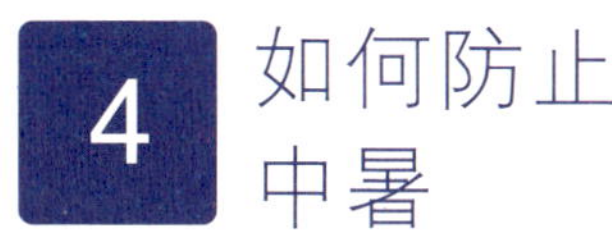

4 如何防止中暑

（1）出行躲避烈日

夏日出门记得要备好防晒用具，最好不要在10时至16时在烈日下行走，因为这个时间段的阳光最强烈，发生中暑的可能性是平时的10倍！如果此时必须外出，一定要做好防护工作，如打遮阳伞、戴遮阳帽、戴太阳镜，有条件的最好涂抹防晒霜，准备充足的水和饮料。此外，在炎热的夏季，防暑降温药品，如十滴水、仁丹、风油精等一定要备在身边，以备应急之用。外出时的衣服尽量选用棉、麻、丝类的织物，应少穿化纤类服装，以免大量出汗时不能及时散热，引起中暑。

老年人、孕妇、有慢性疾病的人，特别是有心血管疾病的人，在高温季节要尽可能地减少外出活动。

（2）别等口渴了才喝水

因为口渴表示身体已经缺水了，所以不要等口渴了才喝水。最理想的是根据气温的高低，每天喝1.5～2升水。出汗较多时可适当补充一些盐水，弥补人体因出汗而失去的盐分。另外，夏季人体容易缺钾，使人感到倦怠疲乏，含钾茶水是极好的消暑饮品。

（3）注意饮食营养

夏天的蔬菜，如生菜、黄瓜、西红柿等的含水量较高；新鲜水果，如桃子、杏、西瓜、甜瓜等的水分含量为80%～90%，都可以用来补充水分。另外，乳制品既能补水，又能满足身体的营养之需。另外，不能避免在高温环境中工作的人，应适当补充含有钾、镁等元素的饮料。

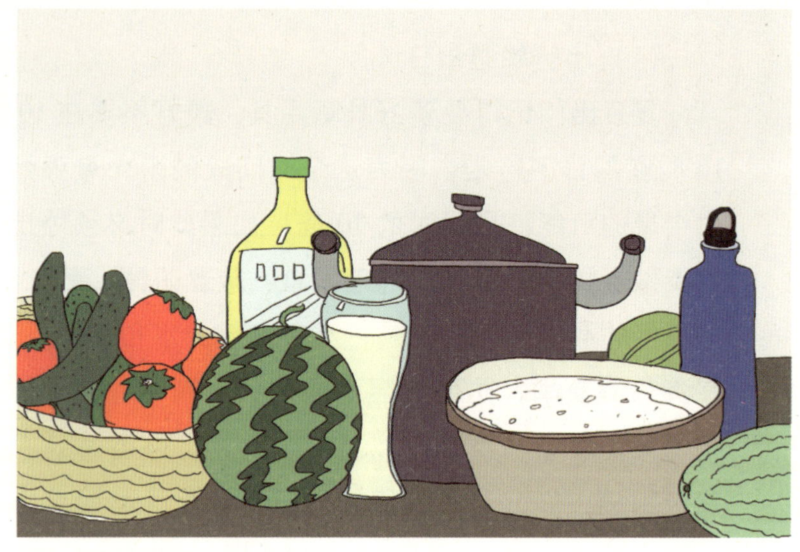

（4）保持充足睡眠

夏天日长夜短，气温高，人体新陈代谢旺盛，消耗也大，容易感到疲劳。充足的睡眠，可使大脑和身体各系统都得到放松，既利于工作和学习，也是预防中暑的措施。最佳就寝时间是22时至23时，最佳起床时间是5时30分至6时30分。睡眠时注意不要躺在空调的出风口和电风扇下，以免患上“空调病”和热伤风。

5 中暑如何处理

发现自己或其他人有先兆中暑和轻度中暑表现时，首先要做的是迅速撤离引起中暑的高温环境，选择阴凉通风的地方休息，并多饮用一些含盐分的清凉饮料。还可以在额部、颞部涂抹清凉油、风油精等，或服用仁丹、十滴水、藿香正气水等中药。如果出现血压降低、虚脱时应立即平卧，及时送医院静脉滴注盐水。

对于重度中暑者，除了立即把中暑者从高温环境中转移至阴凉通风处外，还应该迅速将其送至医院，同时采取综合措施进行救治。若远离医院，应使患者脱离高温环境，用湿床单或湿衣服包裹并给强力风扇，以增加蒸发散热。在等待转运期间，可将患者浸泡于湖泊或河流，或者用雪或冰冷却。若患者出现发抖，应减缓冷却过程，因为发抖可增加核心体温（警告：应每 10 分钟测 1 次体温，不允许体温降至 38.3℃，以免继续降温而导致低体温）。在医院里，应连续监测核心体温以保证其稳定性。避免使用兴奋剂和镇静剂，包括吗啡。若抽搐不能控制，可静脉注射地西泮和巴比妥盐。应经常测定电解质以指导静脉补液。重度中暑后，最好卧床休息数日，

数周内体温仍可有波动。

具体处理方式如下：

（1）体外降温

体外降温旨在迅速降低深部体温。脱去患者衣服，吹送凉风并喷以凉水或以凉湿床单包裹全身。以冰水浸泡治疗已不再推荐，因发生低血压和寒战的并发症较多。但如用其他方法无法降温时，亦可考虑此方法，但此时需要监测深部体温，一旦低于38.5℃时需停止冰水降温，以防体温过低。

（2）体内降温

体外降温无效者，用冰盐水进行胃或直肠灌洗，也可用无菌生理盐水进行腹膜腔灌洗或血液透析，或将自体血液体外冷却后回输体内降温。

（3）药物降温

氯丙嗪有调节体温中枢、扩张血管、松弛肌肉和降低氧耗的作用。患者出现寒战时可应用氯丙嗪静脉输注，并同时监测血压。

（4）对症治疗

昏迷患者容易发生肺部感染和褥疮，须加强护理；提供必需的热量和营养物质以促使患者恢复；保持呼吸道畅通，给予吸氧；积极纠正水、电解质紊乱，维持酸碱平衡；补液速度不宜过快，以免促发心力衰竭，发生心力衰竭予以快速效应的洋地黄制剂；应用升压药纠正休克，甘露醇脱水防治脑水肿。激素对治疗肺水肿、脑水肿等有一定疗效，但剂量过大易并发感染。应针对各种并发症采取相应的治疗措施。

6 中暑者治疗后应注意什么

（1）多喝粥

夏季人的肠胃因受暑热刺激，功能会相对减弱，人容易出现头重倦怠、食欲缺乏等不适，重者还会中暑。因此，夏季喝消暑保健粥是饮食调理措施之一，如喝绿豆粥、金银花粥、薄荷粥、莲子粥、荷叶粥、莲藕粥等。

（2）多喝汤

当人出汗比较多，体液损耗比较大的时候，多喝汤既能及时补充水分，又有利于消化吸收。如山楂汤、绿豆酸梅汤、金银花汤、西瓜翠衣汤等，都是简单易学的“防暑汤”。

（3）多饮茶

研究表明，炎热天饮温茶能降低皮肤温度 1～2℃，是防暑的方法之一，如能在温茶中适当加点盐，还可以弥补出汗过多而丢失的盐分。

盐茶：食盐 1 克，茶叶 5 克，用开水 500 毫升冲泡，凉后饮用，有祛热解暑、补液止渴作用。

菊花茶：白菊花 5 克，用 500 毫升开水冲泡，凉后饮用，可清热解毒。

（4）多吃青菜

青菜含有丰富的维生素和矿物元素。所以，防暑应尽量多吃青菜，如各种豆类、瓜类、小白菜、香菜等。既可以凉拌生吃，也可放少许瘦肉丝炒熟吃。

（5）多吃含钾食物

研究发现，凡中暑的患者，几乎都有血钾浓度下降现象。因此在炎热夏天，膳食中应多配些含钾丰富的食物，如紫菜、海带、番茄等。

（6）忌大量饮水

中暑患者应采用少量多次的饮水方法，每次以不超过300毫升为宜，切忌狂饮。因为大量饮水不仅会冲淡胃液、影响消化功能，还会引起反射性排汗亢进，使体内水分和盐分进一步大量流失，严重时可导致热痉挛。

（7）忌大量食用生冷瓜果

中暑患者大多脾胃虚弱，大量食用生冷食物和寒性食物会进一步损伤脾胃阳气，重者会出现腹泻、腹痛等症状。

（8）忌吃大量油腻食物

中暑后应少吃油腻食物，以适应夏季胃肠的消化能力。油腻食物会加重胃肠的负担，并使大量血液滞留于胃肠道，导致输送到大脑的血液相对减少，人会感到疲倦。

（9）忌一味用补品

中暑之后，暑气未消，虽有虚症，却不能单纯用补法。过早进补会使暑热不易消退，或使已经逐渐消退的暑热复发。

（10）忌偏食

中暑患者应以清淡饮食为主，但可适当佐以鱼、肉、蛋、奶等，以保证人体所必需的营养成分。

第七章

食物中毒

1 什么是食物中毒

由于食入或误服被细菌或细菌毒素污染或含有毒性的食物，引起机体中毒的现象称为食物中毒。多为暴发性，往往一家或一群人在同食某一含毒食物后同时发病。食物中毒因原因不同，症状各异，但多以急性胃肠道症状为主。

食物中毒者最常见的症状是剧烈的呕吐、腹泻，同时伴有中上腹部疼痛。食物中毒者常会因上吐下泻而出现脱水症状，如口干、眼窝下陷、皮肤弹性消失、肢体冰凉、脉搏细弱、血压降低等，最后可致休克。故必须给患者补充水分，有条件的可输入生理盐水。症状轻者让其卧床休息。如果仅有胃部不适，多饮温开水或稀释的盐水，然后手伸进咽部催吐。如果发觉中毒者有休克症状（如手足发凉、面色发青、血压下降等），应立即让其平卧，双下肢尽量抬高，并速请医生进行治疗。

2 如何预防食物中毒

①选择经过安全处理的食品。

②生、熟食品要分开存放和加工，加工生、熟食品的用具如菜板、刀要分开使用，防止生食品污染熟食品。

③冷藏食品食前应彻底加热煮透，隔餐剩菜食前也应充分加热。

④腌腊罐头食品，食前应煮沸 6～10 分钟。

⑤禁止食用毒蕈、河豚等有毒动植物。

⑥做好的熟食品要立即食用，防止食品被细菌污染。

⑦控制细菌繁殖。主要措施是冷藏、冷冻。

⑧烹调食品要彻底加热。

⑨加工食品前要洗净手，清洗食品和加工用具要使用洁净水。

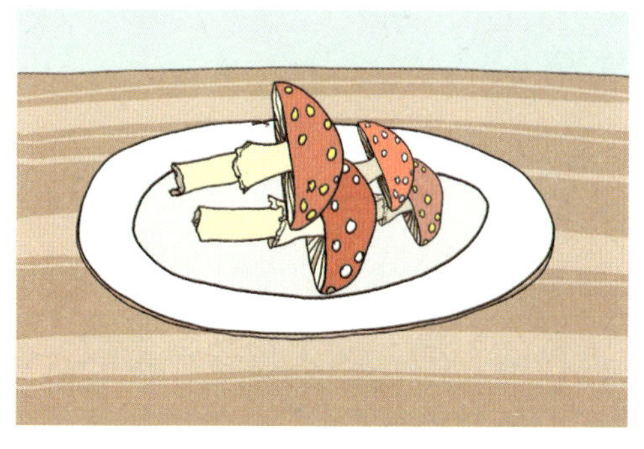

3 食物中毒有哪些类型

（1）化学性食物中毒

化学性食物中毒，主要指一些有毒的金属、非金属及其化合物，农药和亚硝酸盐等化学物质污染食物而引起的食物中毒。引起化学性食物中毒的原因，主要是误食有毒化学物质，或食入被化学物质污染的食物。化学性食物中毒的特征主要有：

①发病快。潜伏期较短，多在数分钟至数小时，少数也有超过一天的。

②中毒程度严重，病程比细菌性食物中毒长，发病率和死亡率较高。

③季节性和地区性均不明显，中毒食品无特异性，多为误食或食入被化学物质污染的食品而引起，其偶然性较大。

（2）细菌性食物中毒

细菌性食物中毒，是指人们吃了含有大量活的细菌或细菌毒素的食物，而引起的食物中毒，是食物中毒中最常见的一类。这类食物中毒的特征主要有：

①通常有明显的季节性，多发生于气候炎热的季节，

一般以5~10月最多。一方面由于较高的气温为细菌繁殖创造了有利条件；另一方面，这一时期人体防御能力有所降低，易感性增高，因而常发生细菌性食物中毒。

②引起细菌性食物中毒的食品，主要是动物性食品，如肉、鱼、奶和蛋类等；少数是植物性食品，如剩饭、糯米凉糕、面类发酵食品等。

③抵抗力降低的人，如病弱者、老人和儿童易发生细菌性食物中毒，发病率较高，急性胃肠炎症较严重。但此类食物中毒病死率较低，愈后良好。

（3）有毒动植物食物中毒

有些动物和植物含有某种天然有毒成分，往往由于其形态与无毒的品种类似，造成混淆而误食；或食物贮存、食用方法不当，形成有毒物质，食用后引起中毒。此类食物中毒的特征主要有：

①季节性和地区性较明显，这与有毒动物和植物的分布，生长成熟，采摘捕捉，饮食习惯等有关。

②散在性发生，偶然性大。

③潜伏期较短，大多在数十分钟至十多小时，少数也有超过一天的。

④发病率和病死率较高，但因有毒动物和植物种类的不同而有所差异。

4 食物中毒如何家庭急救

盛夏时节，容易引起食物中毒。家中有人出现食物中毒时，千万不要惊慌失措，应立即拨打“120”急救电话，及时送医院救治。未送至医院前应立即采取催吐措施。如食物吃下去的时间在1～2小时内，可用筷子、匙子或手指等刺激咽喉，引发呕吐；还可取食盐20克，加开水200毫升，冷却后一次喝下。如不吐，可多喝几次，促进迅速呕吐。亦可用鲜生姜100克，捣碎取汁，用200毫升温水冲服。

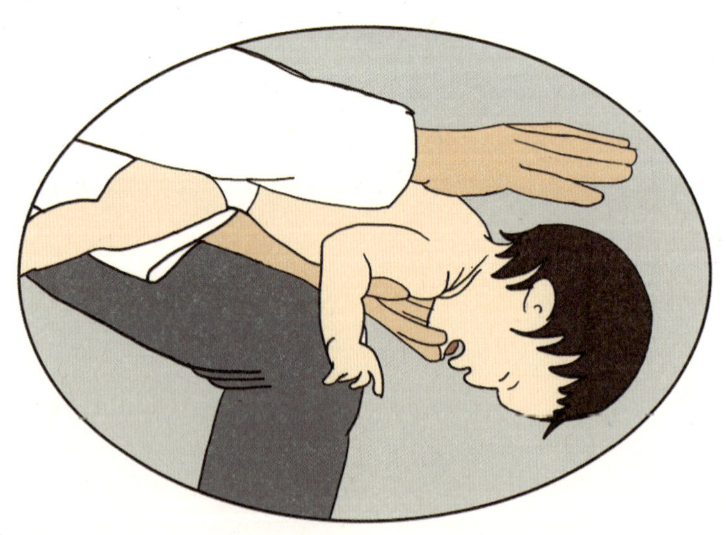

在治疗过程中，要给患者以良好的护理，尽量使其安静，避免精神紧张，注意休息，防止受凉，同时补充足量的淡盐开水。控制食物中毒的关键在于预防，搞好饮食卫生，防止“病从口入”。

当患者出现呕吐、腹泻、舌苔和肢体麻木、运动障碍等食物中毒的典型症状时，要注意：

①为防止呕吐物堵塞气道而引起窒息，应让患者侧卧，便于呕吐。

②在呕吐中，不要让患者喝水或吃食物，但在呕吐停止后马上给患者补充水分。

③留取呕吐物和大便样本，交给医生检查。

④如腹痛剧烈，可取仰睡姿势并将双膝弯曲，有助于缓解腹肌紧张。

⑤腹部盖毯子保暖，这有助于血液循环。

⑥要马上送医院，谨防出现休克症状。

⑦患者出现抽搐、痉挛时，取来筷子，用手帕缠好塞入患者口中，以防止咬破舌头。

5 食物中毒如何治疗

发现食物中毒，应尽早去正规医院进行救治。

（1）一般治疗

卧床休息，早期饮食应为易消化的流质或半流质饮食，病情好转后可恢复正常饮食。沙门菌食物中毒应床边隔离。

（2）对症治疗

呕吐、腹痛明显者，可口服溴丙胺太林（普鲁本辛）或皮下注射阿托品，亦可注射山莨菪碱。能进食者应给予口服补液。剧烈呕吐不能进食或腹泻频繁者，给予糖盐水静滴。出现酸中毒者，酌情补充5%碳酸氢钠注射液或11.2%乳酸钠溶液。脱水严重甚至休克者，应积极补液，保持电解质平衡及给予抗休克处理。

（3）抗菌治疗

一般可不用抗菌药物，伴有高热的严重患者，可按不同的病原菌选用抗菌药物。如沙门菌、副溶血弧菌可选用喹诺酮类抗生素。

第八章

煤气中毒

1 什么是煤气中毒

煤气中毒又称为一氧化碳中毒，是含碳物质燃烧不完全时的产物经呼吸道吸入引起中毒。中毒机理是一氧化碳与血红蛋白的亲和力比氧与血红蛋白的亲和力高200～300倍，所以一氧化碳极易与血红蛋白结合，形成碳氧血红蛋白，使血红蛋白丧失携氧的能力和作用，造成组织窒息。煤气中毒对全身的组织细胞均有毒性作用，尤其对大脑皮质的影响最为严重。

煤气中毒的临床表现主要为缺氧，其严重程度与Hb-CO的饱和度呈比例关系。患者多有脑水肿、肺水肿、心肌损害、心律失常和呼吸抑制，可造成死亡。某些患者的胸部和四肢皮肤可出现水疱和红肿，主要是由于自主神经营养障碍所致。部分急性一氧化碳中毒患者于昏迷苏醒后，经2～30天的假愈期，会再度昏迷，并出现痴呆木僵型精神病、震颤麻痹综合征、感觉运动障碍或周围神经病等精神神经后发症，又称急性一氧化碳中毒迟发脑病。长期接触低浓度一氧化碳，可有头痛、眩晕、记忆力减退、注意力不集中、心悸等，根据程度不同分为轻型、中型、重型三种类型：

（1）轻型

中毒时间短，血液中碳氧血红蛋白为10%～20%。表现为中毒的早期症状，头痛、眩晕、心悸、恶心、呕吐、四肢无力，甚至出现短暂的昏厥，一般神志尚清醒，吸入新鲜空气，脱离中毒环境后，症状迅速消失，一般不留后遗症。

（2）中型

中毒时间稍长，血液中碳氧血红蛋白占30%～40%，在轻型症状的基础上，可出现虚脱或昏迷。皮肤和黏膜呈现煤气中毒特有的樱桃红色。如抢救及时，可迅速清醒，数天内完全恢复，一般无后遗症状。

（3）重型

发现时间过晚，吸入煤气过多，或在短时间内吸入高浓度的一氧化碳，血液碳氧血红蛋白浓度常在50%以上，患者呈现深度昏迷，各种反射消失，大小便失禁，四肢厥冷，血压下降，呼吸急促，会很快死亡。一般昏迷时间越长，预后越严重，常留有痴呆、记忆力和理解力减退、肢体瘫痪等后遗症。

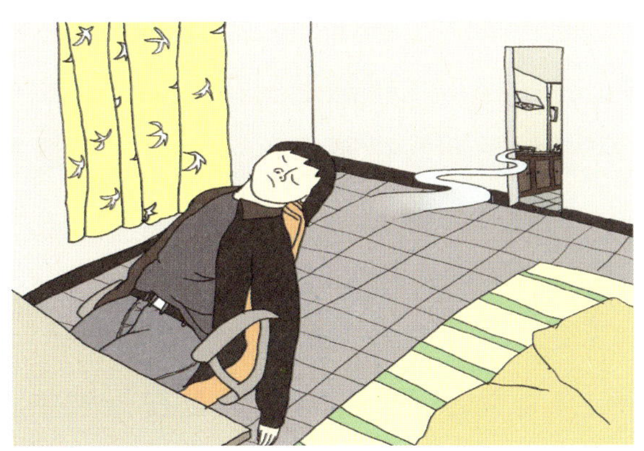

2 如何预防煤气中毒

一氧化碳在我们生活中很常见，一般是由于煤气使用不当或者炭火没有完全燃烧而产生的气体，对人体的危害非常大，由于其无色无味，所以会使人在不知不觉中中毒，如果没有及时抢救，很容易就会使人死亡。那么预防煤气中毒要做什么工作呢?

①应广泛宣传室内用煤火时应有安全设置（如烟囱、小通气窗、风斗等），说明煤气中毒可能发生的症状和急救常识，尤其强调煤气对婴儿的危害和严重性。煤炉烟囱安装要合理，没有烟囱的煤炉，夜间要放在室外。

②不使用淘汰热水器，如直排式热水器和烟道式热水器，这两种热水器都是国家明文规定禁止生产和销售的；不使用超期服役热水器；安装热水器要请专业人士安装，不得自行安装、拆除、改装燃具。冬天冲凉时浴室门窗不要紧闭，冲凉时间不要过长。

③开车时，不要让发动机长时间空转；车在停驶时，不要过久地开放空调机；即使是在行驶中，也应经常打开车窗，让车内外空气产生对流，感觉不适即停车休息；驾驶或乘坐空调车如感到头晕、发沉、四肢无力时，应

及时开窗呼吸新鲜空气。

④在可能产生一氧化碳的地方安装一氧化碳报警器。一氧化碳报警器是专门用来检测空气中一氧化碳浓度的装置，能在一氧化碳浓度超标的时候及时地报警，有的还可以强行打开窗户或排气扇，使人们远离一氧化碳的侵害。

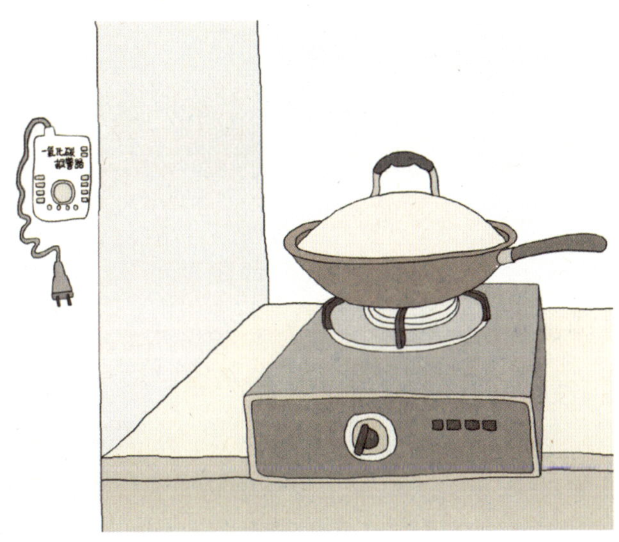

3 煤气中毒如何家庭急救

（1）立即打开门窗通风

迅速将患者转移至空气新鲜流通处，使其卧床休息，保持安静并注意保暖。

（2）确保呼吸道通畅

对神志不清者应将头部偏向一侧，以防呕吐物吸入呼吸道引起窒息。

（3）头置冰袋以减轻脑水肿

对有昏迷或抽搐者，可在头部置冰袋，以减轻脑水肿。

（4）迅速送往有高压氧治疗条件的医院

因为高压氧不仅可以降低碳氧血红蛋白的半衰期，增加一氧化碳排出和清除组织中残留的一氧化碳外，还能增加氧的溶解量、降低脑水肿和解除细胞色素化酶的抑制。

（5）观察患者变化

对轻度中毒者，经数小时的通风观察后即可恢复；对中、重度中毒者，应尽快向急救中心呼救。在转送医院的途中，一定要严密监测中毒者的神志、面色、呼吸、心率、血压等病情变化。

4 煤气中毒应做哪些检查

（1）血中碳氧血红蛋白测定

正常人血液中碳氧血红蛋白含量可达5%～10%，其中有少量来自内源性一氧化碳，为0.4%～0.7%。轻型一氧化碳中毒者血中碳氧血红蛋白可高于10%，中型中毒者可高于30%，重型中毒者可高于50%。但血中碳氧血红蛋白测定必须及时，脱离一氧化碳接触8小时后碳氧血红蛋白即可降至正常且与临床症状可不呈平行关系。

（2）脑电图

据报道，54%～97%的急性一氧化碳中毒患者可以发现异常脑电图，表现为低波幅慢波增多。部分急性一氧化碳中毒患者后期出现智能障碍，脑电图的异常可长期存在。

（3）大脑诱发电位检查

一氧化碳中毒的急性期及迟发脑病者可见视觉诱发电位VEP100潜时延长。正中神经体感诱发电位（SEP）检查见N32等中长潜时成分选择性受损。脑干听觉诱发电位（BAEP）的异常与意识障碍的程度密切相关，与中毒病情的结局相平行。

（4）脑影像学检查

一氧化碳中毒患者于急性期和出现迟发脑病时进行颅脑 CT 检查，见主要异常为双侧大脑皮质下白质及苍白球或内囊出现大致对称的密度减低区，后期可见脑室扩大或脑沟增宽。脑 CT 无异常者预后较好，有 CT 异常者，其昏迷时间大都超过 48 小时。但迟发脑病早期并无 CT 改变。上述 CT 异常一般在迟发脑病症状出现 2 周后方可查见，故不如脑诱发电位及脑电图敏感。

（5）血、尿、脑脊液常规化验

周围血红细胞总数、白细胞总数及中性粒细胞数增高，重型中毒时，白细胞数高于 18×10^9/升者预后严重。1/5 的患者可出现尿糖，40% 的患者尿蛋白呈阳性。脑脊液压力及常规多数正常。

（6）血液生化检查

血清 ALT 活性及非蛋白氮一过性升高。乳酸盐及乳酸脱氢酶活性于急性中毒后增高。血清 AST 活性于早期也开始增高，24 小时升至最高值，如超过正常值 3 倍时，常提示病情严重或有并发症存在。并发横纹肌溶解症时，血中肌酸磷酸激酶（CPK）活性明显增高。血气检查可见血氧分压正常，血氧饱和度可正常，血 pH 降低或正常，血中二氧化碳分压常有代偿性下降，血钾可降低。

（7）心电图

部分患者可出现 ST－T 改变，也可见到室性期前收缩、传导阻滞或一过性窦性心动过速。

5 煤气中毒如何救治

一旦发生煤气中毒，迅速将患者转移到空气新鲜的地方，使其卧床休息，保暖，保持呼吸道通畅。并及时拔打“120”急救电话，争取救治时间。

（1）纠正缺氧

迅速纠正缺氧状态。吸入氧气可加速碳氧血红蛋白解离，增加一氧化碳的排出。吸入新鲜空气时，一氧化碳由碳氧血红蛋白释放出半量约需4小时；吸入纯氧时可缩短至30～40分钟；吸入3个大气压的纯氧可缩短至20分钟。高压氧舱治疗能增加血液中溶解氧，提高动脉血氧分压，使毛细血管内的氧容易向细胞内弥散，可迅速纠正组织缺氧。呼吸停止时，应及早进行人工呼吸，或用呼吸机维持呼吸。危重患者可考虑血浆置换。

（2）防治脑水肿

严重中毒后，脑水肿可在24～48小时发展到高峰。脱水疗法很重要。目前最常用的是使用20%甘露醇，静脉快速滴注。待2～3天后，颅压增高，现象好转，可减量。也可注射呋塞米脱水。三磷腺苷、肾上腺糖皮质激素如地塞米松也有助于缓解脑水肿。如有频繁抽搐，目前首选药是地西泮，抽搐停止后再静滴苯妥英。

（3）治疗感染和控制高热

应作咽拭子、血、尿培养，选择广谱抗生素。高热能影响脑功能，可采用物理降温方法，如头部用冰帽，体表用冰袋，使体温保持在32℃左右。如降温过程中出现寒战或体温下降困难时，可用冬眠药物。

（4）促进脑细胞代谢

应用能量合剂，常用药物有三磷腺苷、辅酶A、细胞色素C和大量维生素C等。

（5）防治并发症和后发症

昏迷期间护理工作非常重要。保持呼吸道通畅，必要时行气管切开。定时翻身以防发生压疮和肺炎。注意营养，必要时鼻饲。急性一氧化碳中毒患者从昏迷中苏醒后，应尽可能休息观察2周，以防神经系统和心脏后发症的发生。如有后发症，给予相应治疗。

第九章

农药中毒

1 什么是农药中毒

农药主要是指用以消灭和阻止农作物病、虫、鼠、草害的物质或化合物及卫生杀虫剂等的总称。自20世纪40年代以来，随着科技的进步和生产的不断发展，人工合成的农药品种日益增多。目前，全世界有农药1200余种，常用的有250余种。根据目的不同，农药有多种分类方法。如按照农药化学结构特点，可分为无机农药和有机农药，有机农药又可分为多种，如有机氯、有机砷、有机硫、有机磷等；按照农药的作用方式可分为内吸剂、触杀剂、胃毒剂、熏蒸剂等；按用途、原料和毒性主要分为杀虫剂、杀菌剂、除草剂、熏蒸剂、杀鼠剂等。这些农药的应用，在农业、畜牧业及公共卫生等各方面都起到了积极的作用。

但随着农药长期、广泛和大量使用，使环境污染日益严重，由其引起的中毒等事件也逐渐增多，成为目前中毒和意外死亡的主要原因之一。

农药中毒是指在接触农药过程中，农药进入机体的量超过了正常人的最大耐受量，使人的正常生理功能受到影响，引起机体生理失调和病理改变，表现出的一系列中毒临床症状。

2 农药中毒的原因有哪些

（1）生产性

在生产过程中，由于设备工艺落后，密闭不严，出现跑、冒、滴、漏，或在农药包装时徒手操作、缺乏防护措施，或在运输、储存、销售中发生意外，致农药污染环境或皮肤，经呼吸道吸入或皮肤吸收而中毒。

（2）使用性

农药在使用时，违反安全操作规程和缺乏个人防护，或使用方法不当及滥用，经呼吸道或皮肤黏膜吸收中毒。

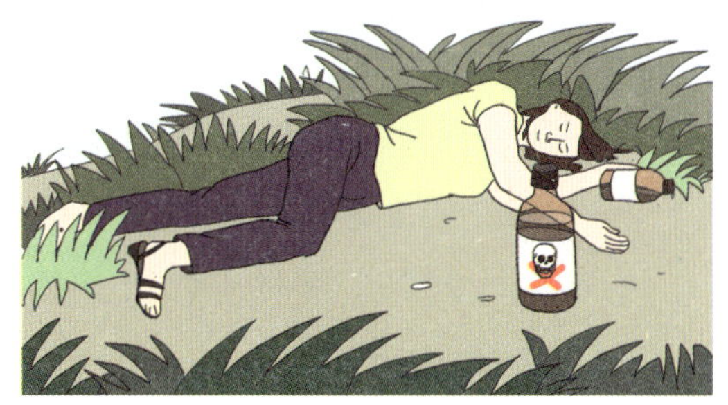

（3）生活性

在日常生活中，食用被农药污染的蔬菜、食物，或误用、误食及自服、他杀、投毒等，均可经消化道吸收引起中毒。

3 如何预防农药中毒

在日常生产和生活中，注意以下几点，就可以有效预防农药中毒。

①家中的农药要妥善保存，不要存放在人、畜、禽经常活动的地方，尤其要注意存放在小孩拿不到的地方，存放位置要固定，最好能上锁。

②贮存农药的地方要远离食物贮存地或水源，以避免污染食物和水。

③农药的标签要朝外，如果标签脱落或字迹不清，要及时黏好或把名称重新描清。

④配制药液或使用农药拌种时，最好要戴防护手套，并注意检查防护手套是否有破损。如果手上不小心沾染了一些农药，要立即用肥皂水反复清洗。

⑤喷洒农药前，要检查器械工具是否有泄漏情况。

⑥如果喷洒过程中，药液漏在衣服或皮肤上，要立即更换衣物，并用肥皂水清洗皮肤。

⑦夏天，喷洒农药最好在早晨和傍晚进行，喷洒时要穿戴长袖上衣和长裤，并穿胶鞋和戴口罩，喷洒完毕后立即更换衣物，并将更换下的衣物用肥皂清洗，同时

洗手、洗脸，有条件最好洗澡。

⑧喷洒时，不要逆风向作业，也不要人向前行左右喷药，更不要多人交叉站位近距离喷药。

⑨施药过程中，最好不要吃东西、饮水或吸烟。

⑩喷洒作业时，不要连续工作时间过长，也不要施药后不久就进行田间劳动。

⑪老人、儿童、孕妇和哺乳期妇女容易发生农药中毒，最好不要进行施药作业。

⑫室内喷洒农药后，在人进入前要先开窗通风一段时间。

⑬不要在放置食物和餐具的地方喷洒农药，也不要喷洒在儿童玩具、床铺上。

⑭喷洒完农药的器具要及时清洗，安全保存，避免让儿童拿到，更不要让儿童当作玩具玩耍。

⑮室内熏蒸农药时，要紧闭门窗，并有人看守，避免其他人贸然进入发生中毒。

4 农药中毒有何症状

由于不同农药的中毒作用机制不尽相同，因此其中毒症状也有所不同。

（1）农药毒性的共性表现

①局部刺激症状。接触部位皮肤充血、水肿、皮疹、瘙痒、水泡，甚至灼伤、溃疡。以有机氯、有机磷、氨基甲酸酯、有机硫、除草醚、百草枯等农药作用最强。

②神经系统表现。对神经系统代谢、功能，甚至结构的损伤，引起明显神经症状。常见有中毒性脑病、脑水肿、周围神经病而引起烦躁、意识障碍、抽搐、昏迷、肌肉震颤、感觉障碍或感觉异常等表现。以杀虫剂，如有机磷、有机氯、氨基甲酸酯等农药中毒常见。

③心脏毒性表现。对神经系统的毒性作用多是心脏功能损伤的病理生理基础，有些还对心肌有直接损伤作用。如有机氯、有机磷、百草枯、磷化锌等农药中毒，常致心电图异常（ST－T 波改变、心律失常、传导阻滞）、心源性休克甚至猝死。

④消化系统症状。多数农药口服可引起化学性胃肠炎，出现恶心、呕吐、腹痛、腹泻等症状，如砷制剂、

百草枯、有机磷、环氧丙烷等农药可引起腐蚀性胃肠炎，并有呕血、便血等表现。

（2）不同农药毒性的独特作用表现

①血液系统毒性表现。如杀虫脒、除草醚等可引起高铁蛋白血症，甚至导致溶血；茚满二酮类及羟基香豆素类杀鼠剂则可损伤体内凝血机制，引起全身出血。

②肝脏毒性表现。如有机砷、有机磷、有机氯、氨基甲酸酯、百草枯、杀虫双等农药，可引起肝功能异常及肝脏肿大。

③肺脏刺激损伤表现。如五氯酚钠、氯化苦、福美锌、杀虫双、有机磷、氨基甲酸酯、百草枯等，可引起化学性肺炎、肺水肿，百草枯尚能引起急性肺间质纤维化。

④肾脏毒性表现。引起血管内溶血的农药，除因生成大量游离血红蛋白致急性肾小管堵塞、坏死外，有的如有机硫、有机砷、有机磷、有机氯、杀虫双、五氯苯酚等还对肾小管有直接毒性，可引起肾小管急性坏死，严重者可致急性肾衰竭等。

⑤其他表现。有些农药可引起高热。如有机氯类农药，可因损伤神经系统而致中枢性高热；五氯酚钠、二硝基苯酚等则因致体内氧化磷酸化解偶联，使氧化过程产生的能量无法以高能磷酸键形式储存而转化为热能释出，导致机体发生高热、大汗、昏迷、惊厥。

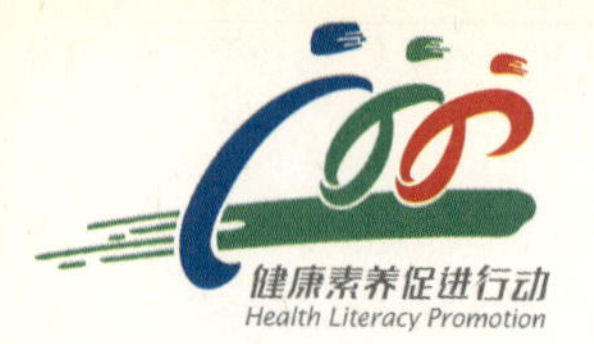

5 农药中毒如何治疗

怀疑农药中毒者，应及时拨打“120”急救电话，送医院救治。

农药中毒后要尽快将中毒者带离污染的现场至阴凉通风的场所。对于口服中毒的患者，如果神志清醒，可立即给患者催吐，神志不清的患者不宜进行催吐。中毒患者要尽快就近送到医院，不要在现场和家中耽搁时间。

在把患者送到医院时，切记要把确认的农药或药物及其说明书、包装盒等一起带到医院，以帮助医生准确诊断，采取恰当的治疗措施。

为了尽量减轻患者症状，避免患者死亡，必须及早、尽快、及时地采取急救措施。

（1）去除农药污染源，防止毒物继续进入体内

皮肤污染，脱去衣服，除敌百虫外，立即用5%碳酸氢钠溶液或肥皂水，或温清水、清水冲洗，包括头发、指甲；眼污染，用2%碳酸氢钠溶液或温清水或清水彻底冲洗。

①经皮肤吸收引起中毒者，应立即脱去被污染的衣裤，迅速用温水冲洗干净；若眼内溅入农药，立即用生

理盐水冲洗 20 次以上，然后滴入 2% 可的松和 0.25% 氯霉素眼药水。

②经呼吸道吸入引起中毒者，应立即将中毒者移至空气新鲜的地方，解开衣领、腰带，保持呼吸道通畅。

③经消化道引起中毒者，应根据中毒毒物种类，尽早引吐、洗胃、导泻等。

（2）尽早排除已吸收的农药及其代谢物

①吸氧：气态农药引起中毒，吸氧后可促进毒物从呼吸道排出。

②输液：输入 5% 或 10% 葡萄糖盐水，促进农药及其代谢产物从肾脏排出。

③透析：采用结肠、腹膜、肾透析排出毒物。

④血液灌流：将患者血液引入含有吸附剂的柱内，借助体外循环，清除血液中毒物。

（3）尽早、足量、合并使用特效解毒剂

对有特效解毒剂的农药中毒，应尽早、足量、合并应用进行救治。如有机磷农药中毒，用阿托品及胆碱酯酶复能剂解毒；有机氯农药中毒，可用巯基类络合剂解毒等。

口服中毒要彻底洗胃，操作时应注意：

①入胃管前先抽胃内容物。

②注入洗胃液每次不大于 500 毫升。

③第一次洗胃液中可加 5 毫克去甲肾上腺素，以减少有机磷吸收。

④彻底反复洗胃，至灌洗出液体清而无味为止，一般需 10000 毫升以上，洗胃液应吸出充分，以免诱发或加重肺水肿、脑水肿。

⑤中毒12小时以上，症状未好转者，仍可洗胃；昏迷患者也应洗胃。

（4）对症支持治疗

及时纠正缺氧，维持水、电解质及酸碱平衡，保护好脏器，预防继发感染，加强营养等。

此外，急性中毒患者临床表现消失后，仍应继续观察2～3天；乐果、马拉硫磷、久效磷中毒者，应延长治疗观察时间；重型中毒患者避免过早活动，防止病情突变。

第十章

酒精中毒

1 什么是酒精中毒

酒精中毒俗称“醉酒”，是指患者一次饮大量酒精（乙醇）后发生的机体机能异常状态，对神经系统和肝脏伤害最严重。医学上将其分为急性中毒和慢性中毒两种，前者可在短时间内给患者带来较大伤害，甚至可以直接或间接导致死亡。后者给患者带来的是累积性伤害，如酒精依赖、精神障碍、酒精性肝硬化及诱发某些癌症（口腔癌、舌癌、食管癌、肝癌）等。

在某些国家，急性酒精中毒的发生非常普遍。如在美国，急性酒精中毒是仅次于心血管疾病、肿瘤而居于第三位的公共卫生事件。

人体饮入的酒精约20%在胃内吸收，80%在十二指肠及小肠吸收。酒精的中毒量和致死量因人而异。是否发生中毒与下述因素有关：胃内有无食物（空腹者吸收快）、是否食入了脂肪性食物（脂肪性食物可减慢酒精的吸收）、胃肠功能好坏（胃肠功能好的吸收迅速）、人体转化剂处理酒精的能力（能迅速将乙醇转化为乙酸的不易中毒）。

2 酒精中毒发生的原因是什么

酒精为亲神经物质，酒精中毒可造成神经系统难以逆转的损害，使大脑皮层接通功能减弱，灵活性减低。其病理改变是神经细胞的炎性改变及变性改变，严重者出现脑萎缩，脑体积减小，除中枢神经外，周围神经同样受累，并可导致其他脏器的病理改变，而产生临床症状。

（1）酒精的代谢和一般伤害

酒精吸收后在体内的代谢主要分为三步：首先经肝代谢酶系统乙醇脱氢酶转化为乙醛，再经乙醛脱氢酶催化氧化生成乙酸，最后代谢分解为二氧化碳和水。其中乙醛可刺激肾上腺素、去甲肾上腺素等的分泌，此时患者表现为面色潮红、心跳加快等。酒精具有直接的神经系统毒性、心脏毒性和肝脏毒性，因此中毒后患者具有一系列神经系统表现异常，甚至发生昏迷及休克。此外，还可发生心脏病、低血糖和代谢性酸中毒。

（2）酒精的致死作用

①窒息。酒精中毒昏迷者失去了自我防护功能，如果处于仰卧位或呕吐物堵塞呼吸道，就可导致窒息缺氧

死亡。

②诱发心脏病。酒精可诱发冠状动脉痉挛及恶性心律失常，进而导致心源性猝死的发生。

③诱发脑出血。酒精可兴奋交感神经，造成血压急剧升高，进而导致脑出血发生。据统计，我国每年有 11 万人死于酒精中毒引起的脑出血，占脑出血总死亡的 1.3%。

④其他。酒精可以诱发胰腺炎、低血糖昏迷、代谢紊乱等。

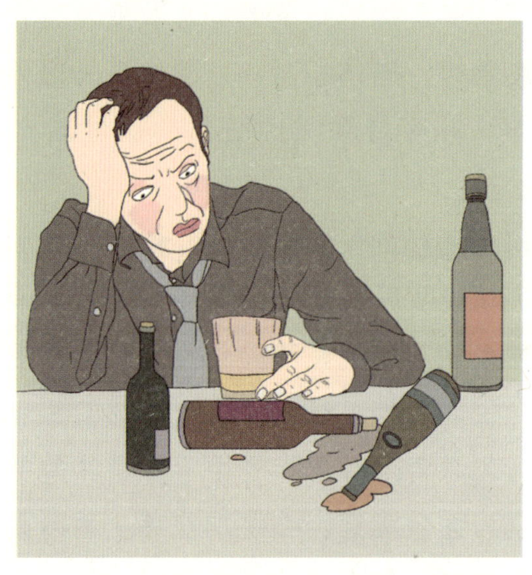

3 酒精中毒有何临床表现

（1）单纯性醉酒

单纯性醉酒又称为普通醉酒，是指一次大量饮酒引起的急性中毒。中毒的严重程度与患者的饮酒速度、饮酒量、血中酒精浓度以及个体耐受性有关。临床通常分为兴奋期、共济失调期及昏睡期。轻症中毒患者饮酒后出现精神异常状态，如话多、易怒，面色潮红或苍白、眼部充血、心率加快、头昏、头痛等。随着病情进展，患者出现步态不稳、动作笨拙、言语含糊、语无伦次、视物模糊及重影，并可有恶心、呕吐等。重症中毒患者呈昏睡状态，面色苍白、口唇青紫、皮肤湿冷、体温下降、呼吸浅表、瞳孔扩大。严重者陷入深昏迷，血压下降、呼吸缓慢、心率加快，直至衰竭死亡。

（2）复杂性醉酒

复杂性醉酒指大量饮酒过程中或饮酒后，患者突然出现的强烈的精神运动性兴奋和严重的意识混乱状态。此时患者意识障碍更重，精神运动性兴奋更为强烈，持续时间更长，因此容易出现暴力行为如报复性伤害、杀人毁物及性犯罪等。患者对周围情况仅有模糊的认识，发作后对发作经过部分或全部遗忘。

4 酒精中毒如何治疗

（1）轻症（意识清醒）患者的治疗

①大量饮酒后如果出现不适感，应立即反复催吐，这是防止酒精中毒最有效的措施，可以大大减轻患者的痛苦和伤害，起到事半功倍的效果。但是如果饮酒超过1小时，洗胃效果将大大下降，因为饮入的酒精大多数在1小时内被吸收。因此如果饮酒超过1小时，不推荐洗胃。

②轻症中毒患者无须治疗，可以适当吃一些含糖较多的食品如苹果、香蕉、柑橘、蜂蜜等，以及富含维生素C及维生素B的食品，同时鼓励患者多饮水，以促进排尿。对于躁动者可以适当加以约束，重点保护其头面部，以免碰伤。

（2）对于昏迷患者的治疗

①对于昏睡和昏迷的患者，以及有心血管疾病的患者，应该送其去医院检查治疗。在到达医院前要让患者采取侧卧体位，并注意保持患者呼吸道通畅。

②并不是所有的酒精中毒患者都必须去医院，如患者一般情况较好，有时可以不去医院。对于不去医院的患者，最重要的是患者身边一定要有人看护，直至患者

清醒为止。千万不要让其独睡，否则患者在睡眠时有可能因呕吐而发生窒息死亡，类似的悲剧不胜枚举。

③重症患者在医院的治疗多为密切观察生命体征，最好实施心电监护，同时补液、补糖及维持水和电解质平衡，防止并发症的发生。对深昏迷的患者可以应用纳洛酮促醒治疗，对狂躁患者可以应用安定类药物治疗。

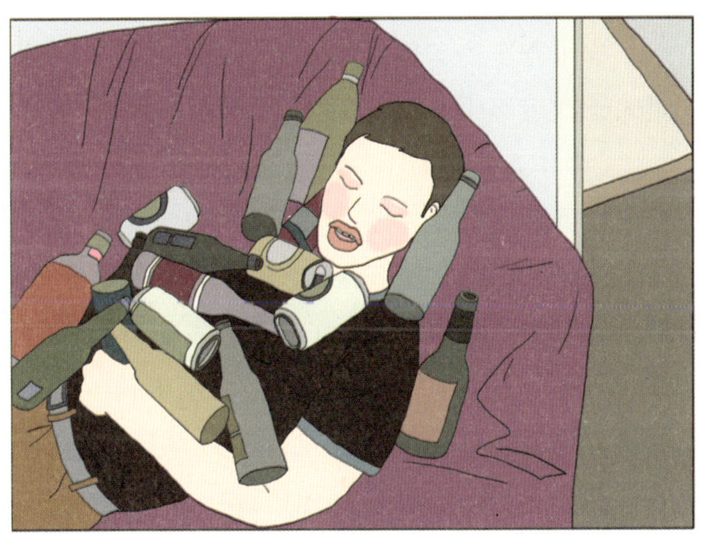

5 酒后危险行为及易发疾病有哪些

（1）饮酒、醉酒驾车

饮酒驾车为车辆驾驶人员每100毫升血液中的酒精含量大于或者等于20毫克，小于80毫克的驾驶行为。

醉酒驾车为车辆驾驶人员每100毫升血液中的酒精含量大于或者等于80毫克的驾驶行为。

《中华人民共和国道路交通安全法》第九十一条规定：饮酒后驾驶机动车的，记12分，处暂扣六个月机动车驾驶证，并处二百元以上五百元以下罚款；醉酒后驾驶机动车的，记12分，由公安机关交通管理部门约束至酒醒，处十五日以下拘留和暂扣六个月机动车驾驶证，并处五百元以上二千元以下罚款。

（2）易诱发事故和暴力行为

长期饮酒者的中枢神经系统往往处于慢性乙醇中毒状态，有的发展为酒精中毒性精神病和酒毒性动觉症。患者时有伤人、毁物等冲动行为。酒精能使人失去自控能力，有增加事故和暴力行为的危险。全世界的交通事故和工作事故1/3以上是由酗酒引起的。

（3）损害肝脏

酒精的解毒主要是在肝脏内进行的，90% ~95% 的酒精都要通过肝脏代谢。因此，饮酒对肝脏的损害特别大。酒精能损伤肝细胞，引起肝病变。连续过量饮酒者易患脂肪肝、酒精性肝炎，进而可发展为酒精性肝硬化，最后可导致肝癌。狂饮暴饮（一次饮酒量过多）不仅会引起急性酒精性肝炎，还可能诱发急性坏死型胰腺炎，严重者危及生命。

（4）损害消化系统

酒精能刺激食道和胃黏膜，引起消化道黏膜充血、水肿，导致食道炎、胃炎、胃及十二指肠溃疡等。过量饮酒是导致某些消化系统癌症的因素之一。

此外，过量饮酒增高乳腺癌发病概率。有研究表明，常喝含酒精饮料的妇女，患乳腺癌的机会增多。因此，限制饮酒可能减少患乳腺癌的危险。

（5）过量饮酒导致高血压、高脂血症和冠状动脉硬化

酒精可使血液中的胆固醇和甘油三酯升高，从而发生高脂血症或导致冠状动脉硬化。血液中的脂质沉积在血管壁上，使血管腔变小引起高血压，血压升高有诱发中风的危险。长期过量饮酒可使心肌发生脂肪变性，减小心脏的弹性收缩力，影响心脏的正常功能。

（6）过量饮酒诱发胎儿先天性畸形

孕妇饮酒，酒精能通过胎盘进入胎儿体内直接毒害胎儿，阻碍胎儿脑细胞的分裂。酒精也是一种致畸因素，能诱发胎儿先天性畸形。酒精对生殖细胞有毒害作用。若这种受毒害的细胞发育成胎儿，则有可能成为智力迟钝的低能儿，将给家庭、社会造成沉重的负担。

6 如何降低酒精中毒的不良影响

（1）饮酒宜慢不宜快

饮酒后 5 分钟乙醇就可进入血液，30～120 分钟时血中乙醇浓度可达到顶峰。饮酒快则血中乙醇浓度升高得也快，很快就会出现醉酒状态，严重时引起酒精中毒；若慢慢饮入，体内可有充分的时间把乙醇分解掉，乙醇的浓度就低，不容易引起酒精中毒。

（2）喝水

酒精有改变机体细胞内外水分平衡的作用。通常，体内水分的 2/3 都在细胞内，但是酒精增加后，细胞内的水分会移动到血管中，所以虽然整个身体的水分不变，但因细胞内的水分减少了，也会觉得干渴。喝“醒酒水”是缓解酒后不适的方法之一。在满满的一杯水中混入三小撮盐并一口喝下去，会刺激胃使食物易吐出。

（3）饮用运动型饮料和果汁

过量饮酒后的第二天早上醒来，嗓子常常感觉很干渴，此时体内残留有酒精和有害物质乙醛，应想办法尽早将其排出体外。含无机盐和糖分的饮料，除了有水分补给作用之外，还有消除体内酒精的作用。

此外，喝含有茶多酚和维生素 C 的茶，或者用柠檬和蜂蜜做成的蜜汁柠檬水，对于宿醉也很有效。但要注意饮料不要喝冰凉的，而要喝温热的。

（4）吃富含蛋白质的食物

蛋白质和脂肪在胃内停留的时间最长，所以最适合作为下酒菜。为避免摄入过多高蛋白质食物导致发胖，最好选择鱼贝、瘦肉、鸡肉、豆制品、蛋、奶酪等，以及用这些食物制成的汤。

第十一章

毒蛇咬伤

1 什么是毒蛇咬伤

毒蛇咬伤是指由具有毒牙的毒蛇咬破人体皮肤，继而毒液侵入引起局部和全身中毒的一类急症。

据统计，我国的毒蛇有48种，其中危害较大的有以下种类：眼镜蛇科的眼镜蛇、眼镜王蛇、金环蛇、银环蛇；蝰蛇科的蝰蛇、尖吻蝮（五步蛇）、烙铁头（龟壳花蛇）、竹叶青、蝮蛇；以及海蛇科的十多种蛇类。这些毒蛇多数分布于广东、广西、台湾、福建、湖南、湖北、云南、江西、浙江、江苏、贵州、四川等地。长江以北毒蛇种类较少，以蝮蛇常见。海蛇分布于我国东南沿海。

毒蛇咬伤多见于夏秋季节。毒蛇咬伤后，若经及时急救治疗，可以避免或减轻中毒症状；如延误治疗，则可引起不同程度的中毒，严重者可危及生命。

2 如何区分毒蛇

首先从蛇的外形来看，毒蛇全身的花纹异常鲜艳，头小，呈三角形，尾巴比较短，从肛门以后突然变细。其次要看口内牙齿，有毒蛇的牙齿外面带钩，中间是一条空的细管，用来输送毒液。而无毒蛇的牙齿大小相等，不带钩。此外，毒蛇多喜欢夜间活动。反之，就是无毒蛇。

到我国南方乡村、山区和沿海一带游玩，有可能遭遇毒蛇。据相关统计显示，我国每年被毒蛇咬伤的达 10 万人次，死亡率为 5% ~10% 。

在毒蛇出没的地区游玩，最好穿靴子，因被毒蛇咬伤的常见部位是下肢，如脚趾、脚和小腿下部。在丛林和草地中行走，还应戴帽子，备一根手杖或木棒，切忌在丛林或草地中大便。

应避免在夜间外出，因此时毒蛇活跃，而能见度又差，增加了无意间惊动毒蛇的机会。如果必须在夜间外出，应戴好帽子，穿上厚衣裤和靴子，备齐木棒、手电筒或火把，注意不要把手伸进洞穴。毒蛇有时会潜入室内，藏在鞋子或衣服中，应仔细检查。一般来说，毒蛇咬伤大多发生在人踩到或逼近蛇时。

3 常见毒蛇有哪些类型

（1）蝮蛇

蝮蛇又名地扁蛇、土虺蛇、狗屎朴、灰链鞭、烂肚蛇、七寸子、麻七寸等。头呈三角形，有颊窝，吻鳞明显，鼻间鳞宽，外侧缘尖细，背鳞明显，全长60～70厘米。背面灰褐色，头背有一深色八字形斑，颞部有一镶黑色边的细白眉纹，躯干背面斑纹较大，一般有两行深褐色圆斑，左右交错排列，有的有深浅相间的横斑。

蝮蛇分布很广，我国东南沿海水网地区、东北平原、黄土高原、秦岭山地、新疆及内蒙古草原，到处都有它的踪迹。平原、丘陵、山区等各种环境都可以生活。常栖息于坟堆、草丛、乱石堆及田野上，多盘曲成团，如狗屎样。属于北方类型的蝮蛇，耐寒性强。以蛙、鸟及鼠类为食，也能吃鱼类、蛇类及蜥蜴。卵胎生。产出的幼蛇吃蜈蚣等节肢动物，其毒液具混合毒。

（2）眼镜蛇

眼镜蛇是一种毒性强、危害大的毒蛇。它的头颈背部有一对白色黑心的斑纹，很像人戴的眼镜，因此叫眼镜蛇。一般动物的肋骨都在胸部，可是眼镜蛇却在颈部，

而且可以活动。它被激怒时，会竖起前半身，左右晃动，同时扩张颈部的肋骨，变得又扁又平，远远望去，如同戴着眼镜的一张脸。这是它迷惑敌人的伎俩，使对方只注意它膨大的颈部，而忽视了它的头部和毒牙。

眼镜蛇体型较大，最长的可达 2 米，一般也有 1 ~ 1.5 米。眼镜蛇是非常残忍的毒蛇，在饥饿时，甚至会吞食同类。眼镜蛇能在发出的“呼呼”声中，把毒液喷射出去，迅速击中对手的脸和眼睛。生物学家认为，这也许是因为它们能感觉到动物或人脸的温度。眼镜蛇体型比眼镜王蛇小，毒性也较眼镜王蛇弱一些，但仍然是致死性很高的毒蛇。主要分布在广东、广西、海南、云南、贵州、福建、台湾和四川的金沙江河谷地带。

（3）眼镜王蛇

眼镜王蛇又名过山风、山万蛇、大眼镜蛇、过山乌、大扁颈蛇等。头部呈椭圆形，颈部能膨扁，前半身亦可竖立，所以有许多方面与眼镜蛇相似，但与眼镜蛇亦有明显区别：如眼镜王蛇躯体较大，全长一般在 2 ~ 3 米，最长可达 6 米；颈背没有白色眼镜样斑纹，颈腹面也没有黑色斑点及横带；但体背黑褐色或黄褐色，具有白色镶黑边的横纹 40 ~ 50 个，在头背顶鳞之后多了一对大型的枕鳞。

眼镜王蛇是世界上最大的毒蛇之一。它的头颈背面没有眼镜蛇那么迷人，不戴“眼镜”，而是抹了两撇“白胡子”，像个倒写的“V”字。眼镜王蛇发怒时，也会竖起前半身，但是它不会喷射毒液。这种蛇行动迅速，在草地上爬行疾走如飞，嗖嗖作响，有人称之为“过山风”。其生性凶猛，碰上人或动物，会主动攻击，被攻击对象很难逃脱。眼镜王蛇对气温的要求较高，主要生活在热带和亚热带地区，分布地域较窄，所以我国绝大部分地区少见它的踪迹。主要分布在云南、广东和广西的边境地区，福建和贵州部分山区也有分布。

（4）金环蛇

金环蛇分布于广东、广西、江西、云南、福建、海南等地。喜欢活动在湿热地带的平原丘陵、山地的森林中，近水域的水塘、溪流边或山坡岩洞内和住宅附近，为夜行性蛇类，黄昏后出洞捕食其他蛇类，偶尔也吃蛇卵、鱼、蛙、鼠类等。白天多不活动，常盘蜷着身体，把头藏在身下。幼蛇较凶猛、活跃。卵生，每次产 8 ~ 12 枚，多产于落叶堆或洞穴内，雌蛇有护卵的习性。

金环蛇身体较粗大，一般长 1 ~ 1.6 米。头椭圆形，略大于头部，头背黑色，有八字形纹斜过头侧。头尾部有黑黄相间的宽环纹缠绕周身，黑环与黄环几乎等宽。背脊有头着隆起，背正中一行鳞片扩大呈六角形。尾较短，末端钝圆。

金环蛇平常不主动袭击人，受惊后会盘曲起来，把头藏在身休下面，像鸵鸟一样。但若被过分激怒，则必凶猛地施以快速的攻击。

（5）银环蛇

银环蛇身体背面为黑白相间的斑纹，黑色斑纹较白色斑纹宽。头部为椭圆形，与一般毒蛇三角形的头部大不相同。重要特征之一是其背上最中央一列鳞片较附近的鳞片为大，且呈六角形。

银环蛇分布于低海拔的山区和平地，常在矮树林、竹林、草原、农田、菜园、溪流及住家附近等环境活动，尤其喜好靠近水边的环境。大都在地面活动，不太会爬树。怕见光线，白天往往盘着身体不动，把头藏于腹下，到晚上较为活跃。行动缓慢，性情在毒蛇之中尚算温和，遇到攻击时常缩作一圈。除非受伤或遭到极为严重的威胁与干扰，否则很少主动攻击人。

银环蛇是毒蛇中的“化妆师”，其身体颜色变化多端，多数时候穿着黑白相间的“海魂衫”，但有时白色变成黄色，像它的“堂兄弟”金环蛇；有时前半身的黑白条子变成网状，后半身出现虎斑；有时又几乎全是黑色。银环蛇常夜间活动觅食，吃饱后常停在路上休息，直到深夜或黎明才回洞。人夜行时不注意，常会被咬伤。银环蛇常群居冬眠。分布地带比金环蛇略广，我国南方各省以及东南亚均可见。

(6) 蝰蛇

蝰蛇体型较大，身长在0.9~1.2米，躯体粗，尾巴短，头呈三角形，背面暗褐色，背部中央有若干浓褐色斑纹相互连续成波浪状，自嘴经眼上方至颈部有一黑色纵带，眼至口角另有一纵带。背部黑褐色花纹多呈不规则棱形，有些呈不规则椭圆形。此蛇平时行动迟缓，常盘蜷成圈，但性情凶猛，受惊后，身体不断膨胀和收缩，口中还发出“呼呼”的声响。蝰蛇长有前毒牙，平时向后倒放在下颌上，咬人时，嘴一张大，毒牙便竖立起来，向前突出。毒牙是管牙，中空，毒液从管中注入被袭击者体内。是最危险的蛇类之一。

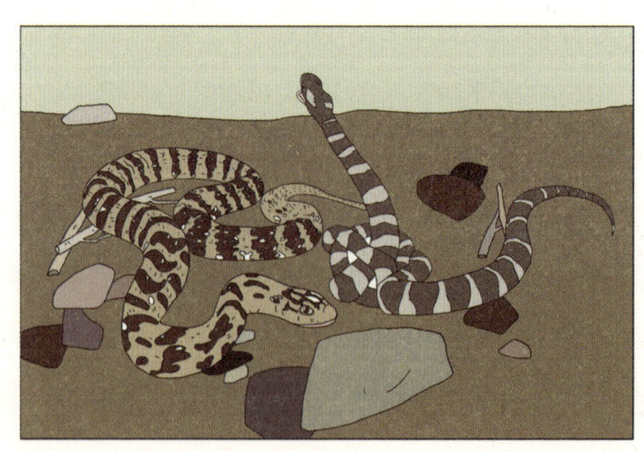

毒蛇咬伤后如何紧急处理

①被毒蛇咬伤后要镇定，尽可能减少活动，就地进行处理。

②立即结扎伤口的上部，阻止静脉血的回流，减少毒液的扩散。结扎要争取在咬伤后1～3分钟内完成，且越快越好。结扎可用橡皮带、绳子、布条、手绢等，要点是在伤处的高位结扎。例如，咬伤手指，要结扎在伤指的根部；咬伤小腿，要结扎在膝关节上方；咬伤前臂，应结扎在肘关节上方。结扎的松紧度应以能阻止淋巴液和静脉回流，又能使动脉血少量通过为度。

结扎后，每隔20～30分钟必须放松2～3分钟，以免长时间阻止血液循环，造成局部组织坏死。

③应对伤口冲洗。因地制宜，可选用泉水、清水、冷开水反复冲洗伤口，冲洗皮肤黏附的毒液，减少毒素的吸收，尽可能及早排除蛇毒。最好用2%的过氧化氢或1%的高锰酸钾溶液把伤口周围残余的蛇毒和脏东西冲掉。

④进行扩创排毒。先以伤口为中心，用小刀切开一个“十”字切口，或在两个毒牙痕之间划“一”字形切开，深达皮下组织，但要避开静脉。然后对扩创的伤口

吸毒，最简单的方法是用嘴吸吮，混血的毒液在口腔里短时间不会被吸收，而且唾液对蛇毒有一定的破坏作用。但是，吸吮者的口腔、唇、齿以及胃肠必须没有伤口或疾病，以免中毒。也可用拔火罐、器械负压吸出等方法排毒。

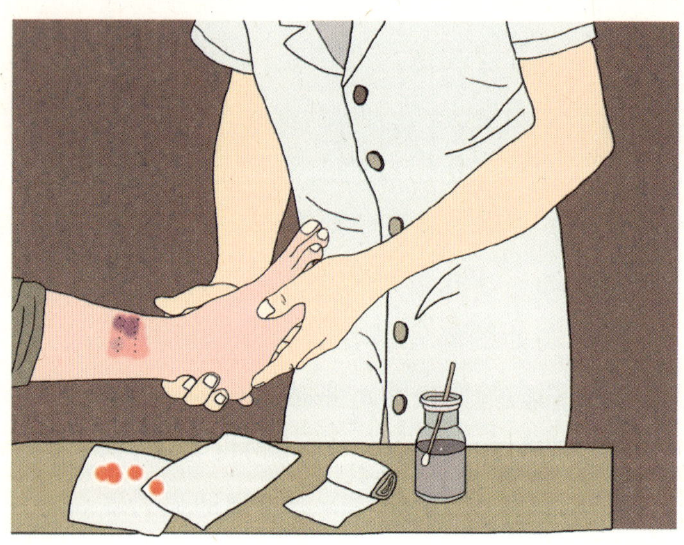

5 毒蛇咬伤后怎么进行专业治疗

即使经过救急处理，也应尽快把伤者送到医院。如果咬人的毒蛇已被打死，还要把死蛇也带到医院去，以便医生做出正确诊断，迅速、准确地对症用药。

送医院后，在无菌操作下，用结晶胰蛋白酶2000单位加0.25%～0.5%普鲁卡因5～10毫升作局部浸润注射，并在伤口的近心端部位作环状封闭。应根据不同的毒蛇咬伤，尽早使用相应的抗蛇毒血清治疗，以静脉滴注效果为佳，但必须在医生观察下进行，以免过敏而出现意外。目前在蛇伤的治疗药物中，还没有一种药物的疗效超过抗蛇毒血清。

抗血清治疗：有条件者先注射抗蛇毒血清。单价抗蛇毒血清是根据不同毒蛇的毒性制成，只能治疗某种毒蛇咬伤；多价抗蛇毒血清是根据某一地区多种常见的毒蛇分泌液制成的，在不能确诊是哪种毒蛇咬伤的时候，可以用多价抗蛇毒血清治疗。

中医中药治疗：中医根据“治蛇不泄，蛇毒内结，二便不通，蛇毒内攻”的实践经验，重点在解毒排毒上，应用解毒、利尿、通便的方法。常用的药物有白芷、蝉

衣、薄荷、细辛、野菊花、板蓝根、犁头草、麦冬、蜈蚣、全蝎、黄连、黄芩、黄柏、蒲公英、金银花、龙胆草等。辨证论治，随症加减。七叶一枝花、半边莲、半枝莲、八角莲、紫花地丁、紫珠草等中草药鲜品捣汁内服，外敷伤口，也有一定效果。

6 毒蛇咬伤后需注意什么

（1）七要

①在无法或尚未鉴定是否有毒的情况下，一律以毒蛇咬伤的情况进行急救处理。

②让患者保持镇静，不要紧急跑动，保持冷静是活命的唯一法则，因为毒性发作需要一段时间，不要因慌乱延误就医时间。

③认清毒蛇特征、形状、颜色及其他可能特征。

④尽量记住被咬时间和伤口肿胀速度，以作为判断是否中毒的指标。

⑤被毒蛇咬伤后，除银环蛇外，其他毒蛇咬伤均会肿胀；因此，被毒蛇咬伤后，应尽快将手上的戒指、手镯、手表和首饰等物品取下，以防造成更大的伤害。

⑥尽快以弹性绷带、丝袜或裤袜包紧患肢，包扎范围愈大愈好。

⑦尽快送医接受诊治，并使用抗蛇毒血清治疗。

（2）三不要

①不要拖延就医时间：被某些神经性毒蛇咬伤，患者几乎无症状，误以为被无毒蛇咬伤，以致延误救治

时机。

②不要喝酒：酒精会促进血液循环，促使毒性更快发作。

③不要冰敷：冰敷不当是造成截肢的主因。

第十二章

烧　伤

1 什么是烧伤

烧伤又称灼伤、烫伤。大多数人都认为高温是引起烧伤的唯一原因，然而，某些化学物质和电流也能引起烧伤。皮肤常常只是身体烧伤的一部分，皮下组织也可能被烧伤，甚至没有皮肤烧伤时，也可能有内部器官烧伤。例如，饮入很烫的液体或腐蚀性的物质如酸等能灼伤食管和胃；在建筑物火灾中，吸入烟或热空气，可能造成肺部烧伤。

2 造成烧伤的原因有哪些

（1）热力烧伤

引起热力烧伤的物质常见的有高热的气体、液体和固体，这些物质接触人体均可引起烧伤。火焰及炽热金属温度可达100℃以上，不仅能烧焦皮肤形成硬焦痂，也可造成深达皮肤脂肪乃至肌肉、骨骼的烧伤。热液如热汤、热水所致烫伤早期不会形成焦痂。热气如蒸气、热空气等吸入可直接损伤呼吸道黏膜，轻者黏膜上皮细胞变性，重者发生凝固性坏死。此外，激光照射亦可发生烧伤。

（2）化学烧伤

化学烧伤也是烧伤的一大原因，如酸、碱、磷以及糜烂性制剂如芥子气等均可导致化学烧伤。强酸可使皮肤角质层凝固坏死，不同的酸烧伤，创面呈现颜色各异。烧伤后皮肤因脱水而变硬，愈硬者烧伤愈深。碱烧伤使细胞脱水，碱离子与蛋白质形成碱变性蛋白复合物，使烧伤不断加深。

（3）电烧伤

电烧伤包括电弧烧伤和电接触烧伤。主要见于雷雨

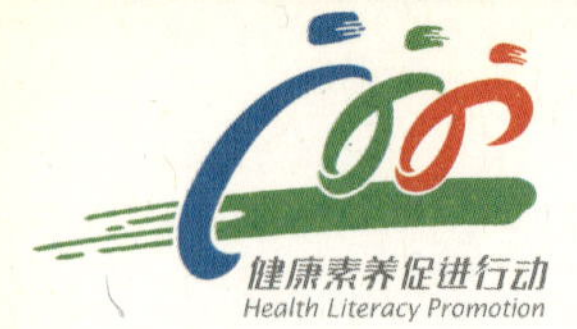

天气和电工人员。

（4）放射性烧伤

放射性烧伤包括单纯放射性烧伤和放烧复合伤。单纯放射性烧伤平时多见，主要由 X 射线等局部照射引起，常见于放射治疗恶性肿瘤或长时间施行 X 线检查者。放烧复合伤主要发生在核爆炸时，内核爆炸产生强烈光辐射所致，可引起皮肤辐射烧伤及眼底视网膜等特殊部位的烧伤。

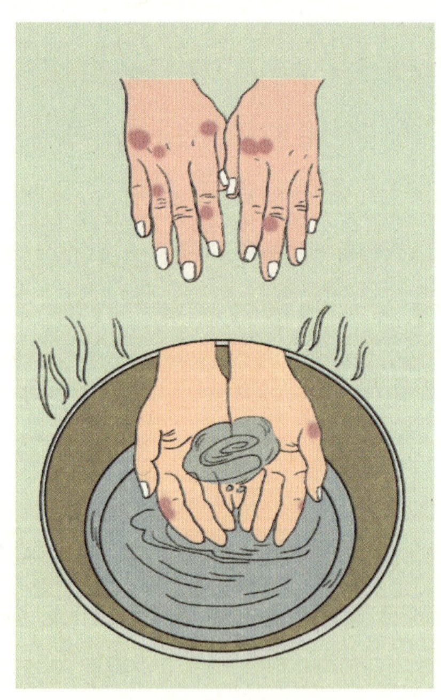

3 烧伤有哪些类型

（1）浅度烧伤

浅度烧伤是指创面在伤后21天内自行愈合的烧伤，包括Ⅰ度烧伤、浅Ⅱ度烧伤和部分较浅的深Ⅱ度烧伤。

①Ⅰ度烧伤：又称红斑性烧伤，仅伤及表皮的一部分，但生发层健在，因而增殖再生能力活跃，常于3～5天内愈合，不留瘢痕。

②浅Ⅱ度烧伤：伤及整个表皮和部分乳头层。由于生发层部分受损，上皮的再生有赖于残存的生发层及皮肤附件，如汗腺及毛囊的上皮增殖。如无继发感染，一般经1～2周愈合，亦不留瘢痕。

（2）深度烧伤

深度烧伤是指创面自行愈合需要21天以上的烧伤。包括较深或伴感染的深Ⅱ度烧伤、Ⅲ度烧伤和Ⅳ度烧伤，通常需要手术治疗。深Ⅱ度烧伤表皮发白或棕黄，去除坏死皮后，创面微湿或红白相间，感觉迟钝，可见粟粒大小的红色小点，一般需3～4周愈合。Ⅲ度烧伤局部表现可为苍白、黄褐色、焦黄，严重者呈焦灼状或炭化，皮肤失去弹性，触之硬如皮革，干燥无渗液，感觉差，需要手术植皮治疗，愈合后有瘢痕。

①深Ⅱ度烧伤：烧伤深及真皮乳头层以下，但仍残留部分真皮及皮肤附件，愈合依赖于皮肤附件上皮，特别是毛囊突出部内的表皮祖细胞的增殖。如无感染，一般需3～4周自行愈合，常留有瘢痕。临床变异较多，浅的接近浅Ⅱ度烧伤，深的则临界Ⅲ度烧伤。

②Ⅲ度烧伤：又称焦痂性烧伤。一般指全层皮肤的烧伤，表皮、真皮及皮肤附件全部毁损，创面修复依赖于手术植皮或皮瓣修复。

③Ⅳ度烧伤：烧伤深及肌肉、骨骼甚至内脏器官，创面修复依赖于手术植皮或皮瓣修复，严重者需截肢。

（3）中度烧伤

成人烧伤面积在11%～30%之间（小儿5%～15%之间）或Ⅲ度烧伤面积在10%以下（小儿5%以下），并且无吸入性损伤或者严重并发症的烧伤。

（4）重度烧伤

成人烧伤面积在31%～50%之间（小儿16%～25%之间）或Ⅲ度烧伤面积在10%～20%之间（小儿10%以下），或成人烧伤面积不足31%（小儿不足16%），但有下列情况之一者：①全身情况严重或有休克；②复合伤（严重创伤、冲击伤、放射伤、化学中毒等）；③中、重度吸入性损伤；④婴儿头面部烧伤超过15%。

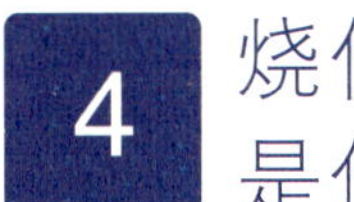

烧伤的急救原则是什么

烧伤的急救原则包括迅速脱离致伤源、立即冷疗、就近急救和转运等。

（1）热力烧伤

热力烧伤包括火焰、蒸气、高温液体、金属等的烧伤，常用急救方法如下：

①尽快脱去着火或沸液浸湿的衣服，特别是化纤衣服，以免着火或衣服上的热液继续作用，使创面加深。

②用水将火浇灭，或跳入附近水池、河沟内。

③就地打滚压灭火焰，禁止站立或奔跑呼叫，防止头面部烧伤或吸入性损伤。

④立即离开密闭和通风不良的现场，以免发生吸入性损伤和窒息。

⑤用不易燃材料灭火。

⑥冷疗。

（2）化学烧伤

化学烧伤的烧伤严重程度与酸碱的性质、浓度及接触时间有关，因此无论何种酸碱烧伤，均应立即用大量清洁水冲洗至少30分钟以上，一方面可冲淡和清除残留的酸碱，另一方面作为冷疗的一种方式，可减轻疼痛。注意冲洗时用水量应足够大，迅速将残余酸碱从创面冲净。头面部烧伤应首先注意眼，尤其是角膜有无烧伤，并优先冲洗。

（3）电烧伤

急救时，应立即切断电源，不可在未切断电源时去接触患者，以免自身被电击伤，同时对患者进行人工呼吸、心外按压等处理，并及时转送其至就近医院进一步处理。

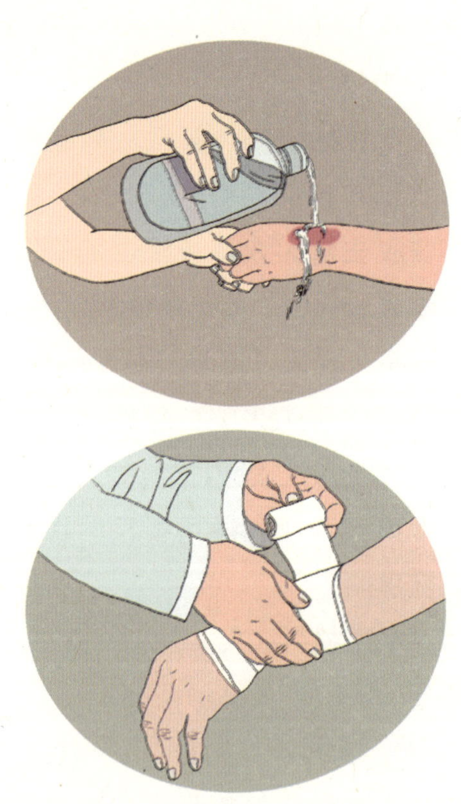

5 烧伤后如何处理

（1）烧伤的早期处理

烧伤的早期处理包括院前急救（现场急救和转运）和入院后的初期处理。

一般情况下，正确的早期处理可以减轻烧伤程度，降低并发症的发生率和死亡率，是烧伤患者后续治疗的基础。院前急救包括现场急救和转运，现场急救是烧伤救治最早的一个环节，处理不当常导致烧伤加重或贻误抢救时机，给入院后的救治带来诸多不便。烧伤作用范围广则烧伤面积大，持续时间长则烧伤程度深，现场急救的基本要求是迅速终止热源致伤和应急处理，针对不同烧伤原因，采取相应急救措施。

具体步骤如下：

①首先检查可危及伤员生命的一些情况，如大出血、窒息、开放性气胸、中毒等，应迅速进行处理与抢救。无论任何原因引起的心跳、呼吸停止，应立即进行胸外按压和人工呼吸，将患者带离现场，待复苏后转送至就近医疗单位进行处理。

②脱离现场。

③判断伤情，估计烧伤面积和深度，判断伤情，注意有无吸入性损伤、复合伤或中毒。

④镇静止痛。

⑤保持呼吸道通畅。

⑥创面处理。

⑦复合伤的处理。

⑧补液治疗。

⑨应用抗生素。

转运原则上以就地治疗为主。危重烧伤患者休克发生率高，发生时间早。在转送危重烧伤患者的问题上，目前达成基本共识，强调就地治疗。若无救治经验，也需先抗休克后转院。

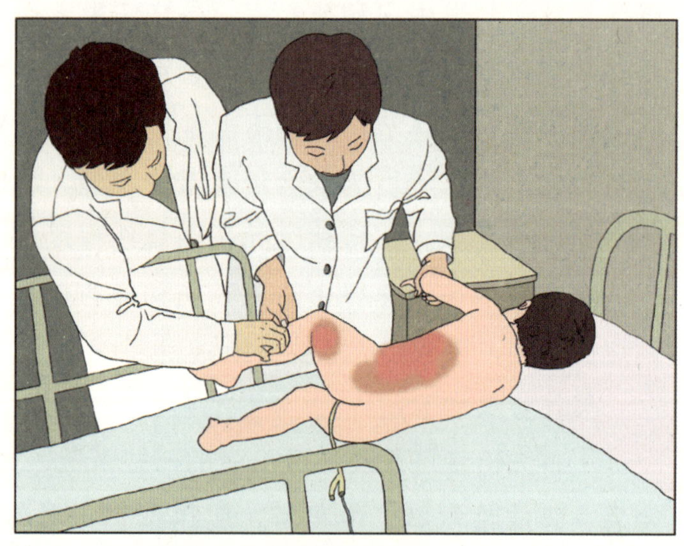

（2）烧伤应做的检查

化验检查：必要的化验检查有助于烧伤休克的早期诊断和病程进展的判断。烧伤的化验改变主要反映在下述三个方面：

①垂体—肾上腺的应激反应，表现为嗜酸性细胞、淋巴细胞及

血小板减少，血中儿茶酚胺的含量增多。

②低血容量。低血流及组织缺氧的反映，一般表现为血液浓缩，红细胞计数增多，血红蛋白量及血细胞压积皆增高，中心静脉压降低，代谢性酸中毒，动脉氧分压降低，二氧化碳分压正常或降低，动脉血 pH 正常或降低，静脉血二氧化碳结合力降低，血中缓冲碱及剩余碱减少等。代谢方面，表现为血糖、血中非蛋白氮、血钾增高，血钠偏低等。

③内脏器官功能障碍的反映，因内脏器官衰竭的程度而异。

血压测定：中心静脉压的测量有助于判断肾脏情况。烧伤后低血容量休克时，除因肺微栓塞等造成肺动脉压力升高，以致影响右心外，其 CVP（中心静脉压）值常低于正常值，可为 0，甚至为负值。输液充分后，可使中心静脉压恢复到正常。如果此时血管痉挛已解除，尿量增加至 35 毫升/小时，则表示肾脏无重大损伤。如仍少尿或无尿，则可能有肾小管损伤，应考虑发生急性肾衰竭的可能性很大。

6 烧伤患者如何进行饮食调养

①重度烧伤72小时内，患者因大量体液丢失，口渴明显，此时要限制患者的饮水量，以免大量饮水造成胃扩张，影响胃功能。如果患者有饥饿感，且有食欲，可给少量米汤、豆汁，既可满足患者对饮食的需要，也可中和胃酸，并通过饮食调节患者的情绪。

②在确定患者胃肠功能正常的情况下，鼓励多进食高蛋白、高维生素、易消化、少刺激的食物，多食水果、蔬菜汁等。尊重患者的饮食习惯，在不影响食物多样化的基础上，不强求按比例饮食。患者应少量多餐，一次进食不宜过饱，以免影响消化与吸收。

③多食含丰富维生素A、维生素C、B族维生素，以及利尿清热、易消化吸收的食物。如大枣、小米粥、蜂蜜水、菜汤、红豆、牛奶、豆制品、绿豆汤等食物及西瓜汁、梨汁等新鲜瓜果汁。

第十三章

触　电

1 什么是触电

触电是电击伤的俗称，通常是指人体直接触及电源或高压电经过空气或其他导电介质传递电流通过人体时引起的组织损伤和功能障碍，重者发生心跳和呼吸骤停。超过1000伏的高压电还可引起灼伤。闪电损伤（雷击）属于高压电损伤范畴。

引起电击伤的原因很多，主要有缺乏安全用电知识，安装和维修电器、电线不按规程操作，电线上挂吊衣物等。高温、高湿和出汗使皮肤表面电阻降低，容易引起电击伤。意外事故中电线折断落到人体及雷雨时大树下躲雨或用铁柄伞而被闪电击中，都可引起电击伤。

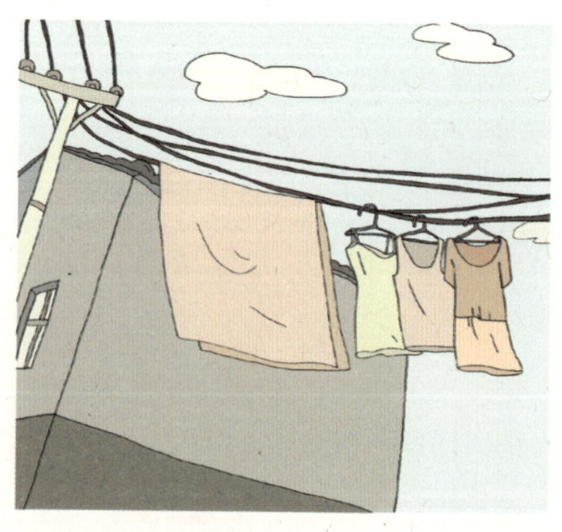

2 造成触电的原因有哪些

（1）缺乏安全用电知识

由于不知道哪些地方带电，什么东西能导电，误用湿布、抹布擦抹带电的家用电器，或随意摆弄灯头、开关、电线，一知半解玩弄电气等，因而造成触电。

（2）用电设备安装不合格

如果电风扇、电饭煲、洗衣机、电冰箱等没有将金属外壳接地，一旦漏电，人碰触设备的外壳，就会发生触电。有的家庭因为一时材料不全，将就使用已经老化或破损的旧电线、旧开关，这种错误的做法，很容易引起触电。

（3）用电设备没有及时检查修理

如果开关、插座、灯头等日久失修，外壳破裂，电线脱皮，家用电器或电动机受潮，塑料老化漏电等，也容易引起触电。

在农村和小城镇中，从触电事故的原因来看，大致有如下几种类型：

①一知半解玩弄电气。安装、修理屋内电灯或电线时，似懂非懂，私拉乱接，造成触电。

②私设低压电网，用电捕鱼和捉老鼠，造成触电。

③用“一线一地”安装电灯，极易造成触电事故。因为“一线一地”制的电流是一相电源通过电灯后直接入地形成回路，当开灯时有人拔起接地极就会引起触电，触电时全部电流会流经人身入地。这种触电的人十有八九会死亡。

④用电设备外壳不接地，使漏电电流“入地无门”，人碰着就会发生触电。

⑤误拾断落电线触电，若同伴用手去拉触电者，可造成多人受伤或死亡，称为群伤或群死。

⑥电灯安装位置过低，打碎灯泡时，人手触及灯丝而引起触电。

⑦用湿布擦抹灯泡、开关、插座以及家用电器，因为湿布导电而引起触电。

⑧在供电线路底下或变压器台旁边盲目施工，因碰撞电线、电器而引起触电。

⑨跨步电压触电。当一相电线断落地面时，电压总是沿着地面成阶梯状下降，电流也从地面向大地深处逐步扩散，当人的双脚或耕畜的前后脚之间同时踩在带有不同电位的地表面两点时，会引起跨步电压触电。

⑩广播线与电力线相碰导电，人体接触广播线而引起触电。

⑪使用非标准的圆柱形三线插头插座时，由于插头各级在任何角度、任何方向都可以插进插座内，所以当把插头的接地极误插入插座的火线孔内，家用电器的外壳便会带电，人体接触外壳便会导致触电死亡。

⑫跨河电线架设位置偏低，民用木船通过时，由于潮水上涨，水涨船高，湿水的撑篙碰到电线，造成触电伤人。

⑬儿童在电线或电器附近追逐玩耍，误触电线、电器而酿成大祸。

3 如何预防触电

①各种电气设备尤其是移动式电气设备，应建立经常与定期的检查制度。如发现故障或与有关的规定不符合时，应及时加以处理。

②使用各种电气设备时应严格遵守操作制度，不得将三脚插头擅自改为二脚插头，也不得直接将线头插入插座内用电。

③尽量不要带电工作，特别是在危险场所（如工作地很狭窄、工作地周围有对地电压在250伏以上的导体等）禁止带电工作。如果必须带电工作时，应采取必要的安全措施。如站在橡胶毡上或穿绝缘橡胶靴，附近的其他导电体或接地处都应用橡胶布遮盖并需要有专人监护等等。

④带金属外壳的家用电器的外接电源插头一般都用三脚插头。其中有一根为接地线，而现在居民住宅大多没有敷设保护接地线，因此无法接用接地线。如果采用埋在地下的自来水管等作接地体，则必须保证地上的自来水管道有良好的电气连接，中间必须接触良好，不能有塑料等不导电的接头，更不得利用煤气管道等易燃易

爆的气体管道作为接地体或接地线使用。另外，还须注意家用电器插头的相线零头应与插座中的相线零线相一致。插座规定的接法为：面对插座看上面的接地线，左边的接中线，右边的接相线。

⑤静电可能引起危害。轻则可使人受到电击，引起严重后果；重则可引起爆炸与火灾。消除静电首先应尽量限制静电电荷的产生或积聚：良好的接地以消除静电电荷的积累；提高设备周围的空气湿度至相对湿度70%以上，加速静电荷逸散；用电离中和的措施，在形成电荷最强烈的地方安装放电针，使电荷得到中和，消除静电；采用能防止产生静电的生产过程，如减少摩擦、防止液体摇晃、防止灰尘飞扬等；在低导电性物质中掺入导电性能良好的物质。

⑥有条件时还可采用性能可靠的漏电保护器。

⑦严禁利用大地作中性线，即严禁采用“三线一地”、“二线一地”或“一线一地”制。

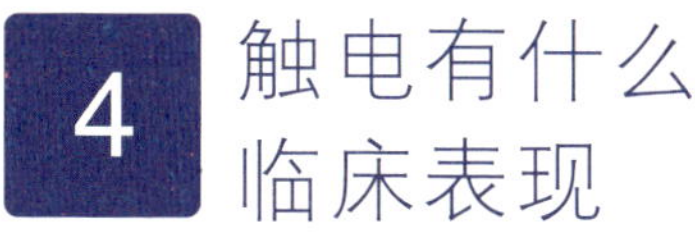

4 触电有什么临床表现

（1）电击伤

当人体接触电流时，轻者立刻出现惊慌、呆滞、面色苍白，接触部位肌肉收缩，且有头晕、心动过速和全身乏力；重者出现昏迷、持续抽搐、心室纤维颤动、心跳和呼吸停止。有些严重电击患者当时症状虽不重，但在 1 小时后可突然恶化。有些患者触电后，心跳和呼吸极其微弱，甚至暂时停止，处于“假死状态”。因此要认真鉴别，不可轻易放弃对触电患者的抢救。

（2）电热灼伤

电流在皮肤入口处灼伤程度比出口处重。灼伤皮肤呈灰黄色焦皮，中心部位低陷，周围无肿、痛等炎症反应。但电流通路上软组织的灼伤常较为严重。肢体软组织大块被电灼伤后，其远端组织常出现缺血和坏死，血浆肌球蛋白增高和红细胞膜损伤引起的血浆游离血红蛋白增高，均可引起急性肾小管坏死性肾病。

（3）闪电损伤

当人被闪电击中，心跳和呼吸常立即停止，伴有心肌损害，继而出现肌球蛋白尿。其他临床表现与高压电

损伤相似。皮肤血管收缩呈网状图案被认为是闪电损伤的特征。

如触电后救治不及时，还可能引发多种并发症、后遗症。电损伤因大量组织的损伤和溶血可引起高钾血症，肌肉强烈收缩和抽搐可使四肢关节脱位和骨折，脊柱旁肌肉强烈收缩甚至引起脊柱压缩性骨折。神经系统后遗症有失明、耳聋、周围神经病变、上升性或横断性脊髓病变和肌萎缩侧索硬化，亦可发生肢体单瘫或偏瘫。肢体灼伤引起远端供血不足，发生组织坏死。少数受高压电损伤患者可发生胃肠道功能紊乱、肠穿孔、胆囊局部坏死、胰腺灶性坏死、肝脏损害伴有凝血机制障碍、白内障和性格改变。

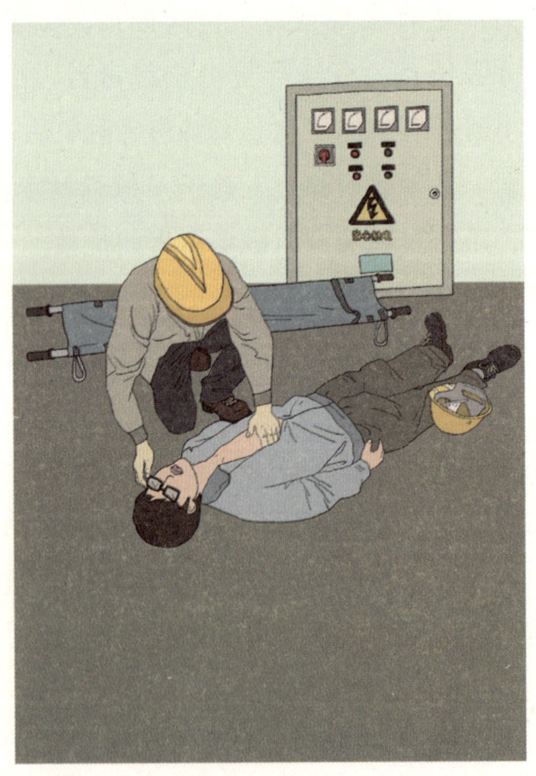

5 触电后如何治疗

（1）迅速脱离电源

现场救治应争分夺秒，首要任务是切断电源。常有方法有关闭电源、挑开电线等。

①关闭电源：若触电发生在家中或开关附近，迅速关闭电源开关、拉开电源总闸刀是最安全有效的方法。

②挑开电线：用干燥木棒、竹竿等将电线从触电者身上挑开，并将此电线固定好，避免他人触电。

③斩断电路：若在野外或远离电源开关的地方，尤其是雨天，不便接近触电者以挑开电线时，可在现场20米外用绝缘钳子或干燥木柄的铁锹、斧头等将电线斩断。

④“拉开”触电者：若触电者不幸全身趴在铁壳机器上，抢救者可在自己脚下垫一块干燥木板或塑料板，用干燥绝缘的布条、绳子或用衣服绕成绳条状，套在触电者身上，将其拉离电源。

在使触电者脱离电源的整个过程中必须防止自身触电，应注意以下几点：必须严格保持自己与触电者的绝缘，不直接接触触电者；选用的器材必须有绝缘性能，若对所用器材绝缘性能无把握，则在操作时，脚下垫干

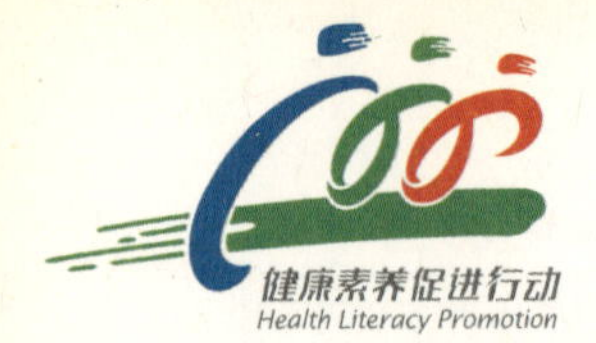

燥木块、厚塑料块等绝缘物品，使自己与大地绝缘；在下雨天气野外抢救触电者时，一切原先有绝缘性能的器材都因淋湿而失去绝缘性能，因此更需注意；野外高压电线触电，注意跨步电压的可能性并予以防止，最好是选择在20米以外切断电源；确实需要进出危险地带，需保证单脚着地，跨跳步进出，绝对不许双脚同时着地。

（2）有缺氧指征者给予吸氧

对触电后有缺氧指征者，应及时给予吸氧。

（3）心肺复苏术

①对呼吸微弱或不规则，甚至停止，而心搏尚存者，应立即口对口人工呼吸，或仰卧压胸、俯卧压背式人工呼吸。

②对心搏停止而呼吸尚存者，应立即行胸外按压；对心室颤动者，有条件时应行非同步直流电除颤。

③心跳、呼吸骤停者即刻予以心肺复苏术（CPR）。

（4）保护体表电灼伤创面

①体表电灼伤创面周围皮肤用碘附处理后，加盖无菌敷料包扎，以减少污染。

②若伤口继发性出血，应给予相应处理。

（5）对症处理

①积极防治脑水肿、急性肾衰等并发症。

②纠正水、电解质、酸碱平衡失调。

③有骨折者应给予适当固定。

④应用抗生素防治感染。

⑤心跳、呼吸骤停者应建立有效通气与给氧，心跳恢复或在有效心脏按压同时转送医院。危重患者建立静脉通道，检查是否存在其他合并外伤，如电击伤后从高处跌落致骨折等，并监测生命体征。